MAV...affank***
Un urlo di battaglia contro una MAV

Pamela Erba

I fatti raccontati sono reali, mentre il nome di qualche protagonista è puramente di fantasia, a tutela della sua privacy.

II edizione: 2024

I edizione: 2022

Peschiera del Garda, Verona

Autore del libro Pamela Erba

Copertina di Pamela Erba

Seguici su:

FB official: Associazione Italiana MAV odv

FB group: INSIEME CONTRO LE MAV

YouTube: MAV – Malformazione arterovenosa

www.associazioneitalianamav.org

E' disponibile una versione inglese di questo libro
e s'intitola
"AVM ...what? A battle cry against an AVM"

Dedico questo libro

a chiunque abbia voglia di farcela,

anche se ancora non sa come

Sommario

INTRODUZIONE

PERCHE' UN LIBRO?

Ho deciso di scrivere questo libro a seguito di un percorso molto interessante con la mia psicoterapeuta che ha risvegliato in me la voglia di creare, di vivere e di condividere, dopo due anni di blocco emotivo. Non potrei esserle più grata.

Dedico questo libro a tutti quelli che stanno affrontando una sfida o l'hanno affrontata. Di qualunque genere essa sia, una malattia, un lutto, una separazione, una perdita, una situazione di depressione, di tristezza, di solitudine, di ansia, di paura e chi più ne ha più ne metta. La vita in questo è molto creativa, ma la quantità di situazioni di down è direttamente proporzionale alla quantità di situazioni di up, di felicità, di stupore, di meraviglia. Il percorso che ho affrontato e sto affrontando, mi ha insegnato che la felicità ce la creiamo da soli. La nostra mente è capace di buttarci giù in un abisso, cosi come riesce a tirare fuori una grinta che non pensavamo nemmeno di avere. Sta a noi scegliere: se oggi siete tristi, è perché non avete abbastanza voglia di essere felici.

Chiaro, la vita può essere tanto stronza e queste pagine sono piene di esempi, ma ho deciso di scrivere questo libro perché in ognuna di queste situazioni descritte, ho visto con i miei occhi fino a dove riesce ad arrivare la forza dell'essere umano, il coraggio e la potenza di reazione che ognuno di noi ha.

Se questi esempi posso smuovere anche in minima parte qualche lettore che sta affrontando una sfida, sarò la persona più felice del mondo. So quanto ci si possa sentire soli, e trovare chi ti capisce, chi ci è passato prima di te è molto confortante.

Vi chiedo la cortesia di leggere questo libro cacciando via, se dovessero presentarsi, quei pensieri autodistruttivi come "Beh ma loro ce la fanno perché hanno quella fortuna che io non ho!" oppure "Sì, ma io non sono forte" oppure "Eh sì, ciao ma io non ci riesco". Se fosse così, non avrei scritto un libro alla portata di tutti. Vale per CHIUNQUE, anche per te.

Una citazione che mi accompagna da tutta la vita è...

"Ciò che non uccide, fortifica" - F. Nietzsche

RINGRAZIAMENTI

Vorrei ringraziare tutte le persone presenti nel libro, pur preservando la loro privacy:

— I miei genitori che sono sempre stati esempi di sacrificio e amore incondizionato.

— Ai miei fratelli Samuele e soprattutto a Michele, affetto da Sindrome di Down e che è stato il primo esempio fin da quando avevo sei anni di come si può essere felici, tanto felici pur soffrendo di una malattia rara, pur facendo le cose quotidiane con più fatica rispetto alla maggioranza.

— Cristiano per essere il mio angelo arrivato ad allietare il momento peggiore della mia vita e per essere diventato presto l'amore che non avevo mai conosciuto prima di allora.

— I medici che mi hanno salvato la vita e che al contempo sono riusciti a essere molto empatici e umani.

- Il gruppo di bioenergetica per avermi aiutato a capire i campanelli di allarme del mio corpo, Simonetta per aver rallentato il mio dolore il giorno dell'aneurisma e avermi supportato con saggi consigli nei giorni seguenti.

- Il gruppo di clown dottori e la scuola di recitazione per aver fatto in modo che la mia aurea negativa si colorasse nuovamente di positività.

- Eka per la sua dolcezza come amica e la sua professionalità come osteopata che mi ha aiutato a capire qualcosa di lastre e referti quando neanche il medico di base ci capiva nulla.

- Gaia per essere la mia sorellina ed essere il mio personale esempio di forza titanica. La dimostrazione vivente che per quanto stronza sia la vita, ce la si può fare, sempre.

- Giulia per essermi stata vicina in tutto il percorso, anche al mio sederino quando c'era da farmi le iniezioni

- Sofia per essere stata mia partner di sorrisi quando più ne avevo bisogno

- Le Fagi, Nabila e Gerry per avermi portato alle feste quando avevo bisogno di sentirmi bella, accettata socialmente e perfino sexy quando ero sull'orlo di un baratro anche estetico

- Paolo il mio taxista di fiducia che ho tartassato di

telefonate per fare anche solo cinquecento metri di strada.

—   La mia psicoterapeuta che è stata preziosissima nell'aiutarmi a superare le paure e a sbloccare la mia creatività

—   Tutto il gruppo INSIEME CONTRO LE MAV che è stato la stampella più forte di tutti, grazie amici!

Colgo l'occasione per ringraziare te, che hai acquistato il libro perché consapevolmente o inconsapevolmente stai sostenendo la prima associazione nazionale per il sostegno e la ricerca per persone che come me e tutte le persone nel gruppo sono affette da una malattia rara denominata MALFORMAZIONE ARTEROVENOSA (MAV).

L'Associazione Italiana MAV odv è nata il 25 marzo 2023.

Grazie.

1 INFLUENZA

No, cosa hai capito. Non quella con tosse e raffreddore. L'influenza di cui parlo è quella che, il mondo attorno a noi e ciò che noi pensiamo hanno sulla nostra quotidianità. Sai quando arriva quel momento della vita in cui ti capita qualcosa di brutto e per mesi, a volte anni, iniziano a concatenarsi sfighe una dietro l'altra? Ecco, per me è iniziato tutto a cavallo tra il 2018 e il 2019.

Avevo ventinove anni, ero appena tornata a vivere di fronte al mio amato lago di Garda dopo un anno passato (male) nelle Fiandre, in Belgio. Facevo SUP (Stand up paddle) e teatro appena non lavoravo ed ero assolutamente spensierata. Fino ad allora non mi era ancora capitato di conoscere qualcuno che avesse scelto di togliersi la vita, non tra i miei conoscenti e amici perlomeno. Beh, nel giro di otto mesi a me è capitato due volte.

Ma io dico, vi siete messi d'accordo? No, è chiaro che no.

Non vi conoscevate, facevate lavori diversi, avevate età differenti, vivevate in luoghi lontani l'uno dall'altra, ma vi accomunava il fatto che la vostra vita, l'unica oltretutto, vi faceva talmente schifo da farvi del male, anzi da fare del male a chi è rimasto vivo.

Già, non si parla male di chi non c'è più, ma razionalmente è così, no? Chi piange è chi va al funerale, non chi è nella bara.

Di sicuro non si sono messi d'accordo sulle tempistiche: solo otto mesi l'uno dall'altra. Sono solo le sfighe della vita.

Ci sono rimasta male. In realtà ci sono rimasta proprio di merda ma poiché è un libro, forse devo essere più raffinata. Insomma è stato un fulmine nel cielo, d'estate, quando stai felicemente sguazzando nell'acqua calda del mare. Hai presente quella bella sensazione? Poi senti il boato nel cielo e corri fuori a raccogliere tutto quello che hai lasciato in spiaggia. Esattamente. Alcune cose nella vita arrivano così, come un temporale.

E mentre piangi, ti ripeti che tanto passerà, giusto? Lo ripetono tutti.

Beh, è vero, è così, per tutti, ma quello che non dicono è che forse non arriva subito, non in pochi mesi. Bisogna avere tanta pazienza e trovarla se non si ha. E la cosa peggiore è che finché la tua mente non riesce a tornare in modalità "positiva", gli eventi negativi continuano ad accadere... maledetti! E successe anche a me, in quel maledetto 2019.

E giù, via con una relazione amorosa assolutamente sbagliata e tossica, un altro lutto, poi un divorzio in famiglia che fa traballare tutti... olé!

Arrivi ad un punto che ti chiedi come mai in trent'anni non sia mai successo niente di brutto e all'improvviso tutto ti trascina giù. Inizi anche a chiederti se forse non sei stata troppo fortunata prima.

Ti trascina giù? Aspetta, questo mi ricorda che sul polso destro ho un tatuaggio che racconta proprio questo. E' una spirale che va verso il basso, come un vortice, giù fino a toccare il fondo. Ma una spirale ha anche la forma di una molla che se la tiri, di rimbalzo, ti catapulta di nuovo verso l'alto con tutta la forza del mondo, potente, tanto spessa come la linea della freccia. Mi ricordo allora che è un simbolo che avevo disegnato io qualche anno prima, scarabocchiandolo su un foglio mentre cercavo di tirare su il morale a una delle mie migliori amiche nel periodo più buio della sua vita. Era un messaggio così importante che un anno dopo decisi di tatuarmelo sulla pelle, proprio per non dimenticarmi mai di questa forza che ognuno di noi ha.

"Sì, dai, ce la farò. Siamo a luglio, è passato quasi un anno da quando è cominciata questa catena di eventi orrendi, da quando è iniziato il temporale, ora tornerà di certo il sereno".

Sì, certo, come no.

Vi ricorda qualcosa? "Sconfiggeremo questo nuovo

Coronavirus e finalmente torneremo a fare una vita normale, senza mascherine e senza restrizioni sociali". Sul più bello che siamo tutti vaccinati, scoppia la guerra in Ucraina.

Ecco, in quel luglio del 2019 stavo giusto uscendo dai miei personali anni di pandemia.

Decisi che a settembre avrei iniziato un percorso con una psicologa per togliermi tutti quei dubbi che avevo sempre avuto nella testa. Ero tranquilla al pensiero di quella decisione. Sapevo che non sarebbe stato semplice, che avrei dovuto guardare in faccia tanti demoni ma "prima inizio, prima finisco" mi ripetevo.

Cercai allora di godermi l'estate e contemporaneamente prenotai le mie vacanze per novembre: una settimana di scuola surf da sola in Marocco.

Così un giorno tra fine giugno e inizio luglio decisi anche di prendere la bici e di arrivare il più lontano possibile: feci trenta chilometri. Ero già soddisfatta, non essendo assolutamente allenata.

Decisi allora di fare anche tutto il giro del lago di Garda in bicicletta in due giorni, da sola. Ero molto contenta del mio traguardo nonostante mi aiutai con i traghetti quando fui troppo stanca.

Ad agosto poi ci riprovai: avrei pedalato fino ad una spiaggia a Manerba del Garda che conoscevo, per poi noleggiare una tavola da SUP e godermi la freschezza dell'acqua facendo sport.

Mi svegliai quella mattina che ero molto stanca, ero senza forze ma ero così convinta di andare che spensi del tutto quella vocina nella testa che mi diceva che forse non era il caso. Preparai la bici con tenda, sacco a pelo, asciugamano, ecc. per un totale di trenta chili di bagaglio!). Avevo la vista quasi annebbiata, mi sentivo strana ma mi ripetevo che sarei stata troppo debole se fossi rimasta a casa.

Partii pedalando in direzione di Sirmione.

Il percorso iniziava con una piccola salita ma cominciai a sentire la fatica fin da subito. Continuai cocciuta. In quei pochissimi primi chilometri sentii che non ce l'avrei fatta a pedalare di più e decisi di tagliare il percorso con il traghetto pur di non tornare a casa.

Mentre al porto aspettavo l'arrivo del battello, decisi di fare un tuffo nel lago per riprendermi da quella strana sensazione.

Non sono mai stata una tipa attenta all'eleganza, così dopo cinque minuti arrivò il mio traghetto e, dopo essermi tamponata distrattamente con l'asciugamano e con i capelli bagnati fradici, presi la bici e m'imbarcai in direzione di Manerba del Garda.

Sì, lo so. Alla fine stavo tagliando tutto il percorso e quel che è peggio, è che bagnata com'ero, mi beccai un sacco di aria addosso.

Un genio insomma.

Arrivai al porto di Manerba conscia di dover affrontare una salita piuttosto ripida. A quel punto ero talmente stanca che non capivo più nulla. Era come se a sudare, fradicia, su quella salita non fossi più io. Stavo guardando il film di qualcun altro e facevo il tifo per lei. Arrivai in cima e cominciai a guardare sul cellulare dove andare.

Si sarà fermata a riposare, direte voi? Avrei dovuto, ma la voglia di arrivare a quella spiaggia era più forte di me. Non tanto per la voglia di noleggiare la tavola da SUP e godermi il lago, quanto più per la voglia di dimostrare a me stessa e agli altri che non ero debole. Ma il mio corpo stava cercando da ore di avvisarmi che mi sarei dovuta fermare ma la mia testa urlava solo "basta, stai zitta!".

Arrivai quindi alla spiaggia. Iniziai ad avere male al collo. L'acqua, il sudore, l'aria e la fatica mi stavano abbattendo. "Fa niente". Entrai nel chioschetto sulla spiaggia e noleggiai l'attrezzatura ed entrai in acqua. "Sì, ce l'avevo fatta!". Ero soddisfatta, era una giornata di sole, faceva caldo e l'acqua sotto la rocca di Manerba era una meraviglia, un vero angolo di paradiso. Pagaiai un po' verso il largo e mi sedetti per rilassarmi. Provai a sdraiarmi e a respirare. Nulla. Il mio corpo ormai stava urlando a squarciagola. Non potevo riportare la tavola subito, che figura di merda. Ma avevo male, malissimo. Mi girava la testa ormai. E dovevo ancora cercare un campeggio per dormire. Decisi infine di riconsegnare il tutto. Mi sentivo stupida: erano passati solo dieci minuti! Il ragazzo del noleggio non capì e mi offrì di utilizzare le ore già pagate il giorno dopo. Salutai con un "grazie, domani vediamo". Oltre al malessere, ora mi sentivo anche un'idiota. Cercai online i campeggi più vicini e li chiamai. Tutti pieni, tranne il terzo. Meno male. Ripresi la bici, di nuovo una salita e arrivai finalmente al campeggio. Non ce la facevo più. Stava tramontando il sole e la piazzola che avevo scelto era proprio di fronte al lago, era uno spettacolo della natura con tutti quei colori sia dell'acqua sia del Monte Baldo. Questo e l'idea di una bella cena mi diedero la forza per montare la tenda che avevo comprato da poco. Io, che ero abituata alle tende che si lanciano e si aprono in due minuti, con quella non sapevo neanche da che parte cominciare.

Ormai si era fatto buio. Mi preparai e pensai che forse il dolore mangiando si sarebbe alleviato, almeno un po'. No, non ci credevo nemmeno io.

Infatti, mangiai con quel cerchio alla testa sempre più forte. Il cameriere carino, mi sorrideva ed io cercavo di contraccambiare senza sembrare una scimmia. Il dolore al collo infatti tendeva a farmi stare leggermente chinata in avanti. Pagai e andai finalmente a dormire.

L'indomani mi svegliai molto presto per via della luce. Non avevo chiuso occhio. Faceva caldo, troppo caldo per il sacco a pelo. L'umidità della notte sotto gli alberi e l'assenza di un appoggio morbido sotto di me non avevano fatto altro che peggiorare il dolore al collo. Sentivo già la voce di mia mamma che mi dava della scema. Sì, anche tu lo stai pensando, lo sento e fai bene. Io avevo voglia di avventura a qualunque costo. E quel prezzo l'avrei pagato di lì a poco.

Tornai a Sirmione con il primo traghetto disponibile. Ormai erano quasi ventiquattro ore che pativo e (finalmente, aggiungo ora) sentii che non ce l'avrei più fatta a pedalare per quegli ultimi dieci chilometri rimasti per arrivare a casa. Non c'erano traghetti, né autobus con il trasporto bici e nessun amico che fosse a casa quel giorno per potermi venire a prendere.

Chiamai un taxi. Per trovarne uno, con trasporto biciclette, disponibile ad agosto, sul lago di Garda ci vollero quaranta minuti e tantissime telefonate. Li passai seduta su una panchina respirando profondamente per non stare ancora più male. Dopo una cospicua somma di denaro, finalmente arrivai a casa e andai dritta stesa nel letto senza cena e dormii fino alla mattina successiva.

2 MI HA SVEGLIATO!

Non so se qualcuno di voi ha mai visto il film "In time". Nel film i protagonisti vivono in un mondo in cui non esistono soldi ma solo tempo. La gente paga in minuti, lavora per guadagnare ore che vengono segnate su un orologio impiantato sotto pelle. Vivono con un anno bonus congelato finché non compiono venticinque anni. All'improvviso il timer comincia il conto alla rovescia. I protagonisti in una scena si raccontano l'un l'altro cos'è successo il giorno in cui è partito il loro cronometro. Uno dice all'altro "Mi ha svegliato!" di colpo, come se ti sparassero, come uno scoppio. Bang! E da lì cambia tutto.

Ecco è così che è cambiata anche la mia vita.

Lo stress che avevo accumulato da mesi stava caricando un colpo che avrei sentivo bello forte. E' così che fa il nostro corpo. Manda campanellini, prima leggeri, poi più forti, poi delle vere e proprie campane. Sta a noi ascoltarle. Ora lo so. Adesso lo ascolto. Molto bene anche.

Ad agosto 2019 no, ero sorda e il mio corpo ha pensato bene di farmelo capire.

Il 30 agosto ero andata con la mia amica Gerry in spiaggia, a Garda. Era nuvoloso, non era una bella giornata ma si stava bene e facemmo il bagno. Se me lo aveste chiesto quel giorno, vi avrei risposto che stavo bene. Ma non credo sarebbe stato vero. Volevo stare bene. Dovevo stare bene. Era un periodo tosto e volevo godermi ogni momento libero al massimo.

Dopo il bagno avevo freddo. Mi asciugai e mi rivestii. Per l'ora del tramonto ci spostammo in un bar a fare aperitivo. Nel frattempo era uscito il sole e feci una bellissima foto di Punta San Vigilio illuminata di arancione. Quella foto rimase sul mio cellulare e simboleggiò l'ultimo momento di "incoscienza" e per mesi anche l'ultimo momento di felicità.

Stavo tramontando in tutti i sensi.

Non avevo l'auto in quel periodo. Dopo il trasloco dal Belgio non avevo soldi per comprarne una e mi piaceva, salvo casi rari, usare i traghetti e gli autobus. Sono mezzi con i quali puoi scegliere se leggere un libro, guardare le mail o fuori dal finestrino senza dover stare concentrata sulla strada.

Così anche quella sera presi l'ultima corriera da Garda a Peschiera.

Avevo ancora i capelli bagnati a causa dell'ultimo bagno fatto al tramonto e sull'autobus, come spesso capita, c'era l'aria condizionata alla massima potenza. Forse il mio cervello in quel momento deve aver pensato che sarebbe stato meglio prevenire (pensa te che genio! Non ci avrebbe mai pensato nessuno). Così usai l'asciugamano e me lo misi intorno al collo. Mezz'ora di tragitto così.

Troppo tardi, Pamela, troppo tardi.

Ovviamente erano mesi che mi strapazzavo e chissà quante altre volte nella mia vita non mi sono davvero voluta bene, senza accorgermene. Quando si è giovani, si pensa sempre che tanto tutto torna a posto: se sto male, guarisco; se ingrasso, dimagrisco e così via. Sicuramente pensare in positivo è una bella filosofia, ma ascoltarsi lo è altrettanto.

Certo, senza diventare paranoici, come si può ben capire, il corpo si fa intendere molto chiaramente. Basta solo starlo a sentire.

Come ogni mattina, la sveglia suonò per andare al lavoro. Quel giorno avevo il turno dalle 15:00 alle 23:00, ma avevo l'abitudine di non alzarmi troppo tardi per sbrigare le faccende di casa. Dopotutto abitavo da sola, non è che avessi molta scelta.

Erano circa le 9:00 di sabato 31 agosto 2019. Avevo passato una notte tranquilla, non mi ero alzata nemmeno per bere o andare in bagno. Aprii gli occhi, mi misi seduta.

Bang! Un colpo. Secco. Potente. Pesante. Sul collo.

Mi colse totalmente impreparata. Male, tanto male.

Il dolore era acuto, partiva dalla nuca e il collo e vibrava forte sulle spalle e il braccio sinistro. Una scarica di scosse. Come se venti cellulari stessero vibrando contemporaneamente.

Ma che ca***!!!

Mi alzai piano piano e appoggiandomi alle porte e al muro, andai in bagno.

Decisi che era meglio tornare a letto pensando di aver fatto qualche movimento strano o di aver preso freddo.

Provai da sdraiata a respirare e a far meditazione ma non passava.

"E ora cosa faccio?". Ero da sola ed io non uso e non usavo farmaci.

Riprovai ad alzarmi ma facevo quasi fatica a stare dritta con la schiena. Provai a chiedere alla mia vicina di casa un antidolorifico finché non decisi di chiamare disperata Simonetta la mia massoterapista e le chiesi se potesse ricevermi d'urgenza.

Giuro, non so come riuscii ad arrivare al suo studio che distava solo cinquecento metri da casa mia. Mi salvò, facendo scendere un po' il dolore, stando attenta a non toccare direttamente la parte che indicavo come dolorante. Mi disse che aveva paura a trattarmi senza sapere cosa avesse causato il dolore. E' stata la mia salvezza.

La sera, a casa, misi sul collo quelle fasce adesive con pietre calde e il dolore cominciò a migrare verso il sedere.

Il giorno dopo mi tirava la schiena e non riuscivo ad abbassare il collo, come se guardassi il cielo tutto il tempo. Facevo fatica ad allacciarmi le scarpe, a camminare.

Non capivo proprio cosa mi stesse succedendo.

In quel momento iniziai a pensare "Ma è possibile che quando la gente dice di aver dolore alla cervicale significa questo? Allora sono proprio una pippa!" e iniziai il valzer degli acquisti paraculo: cuscino ortopedico, creme all'arnica, diffusore di aromi con oli essenziali rilassanti, cuscino per massaggi, ecc.

Dopo quattro giorni pensai di stare meglio e decisi di tornare al lavoro.

"Non sia mai che possano pensare che mi sto facendo una vacanza!"

Andai perfino in bici e lavorai quattro turni di fila, otto ore al giorno in piedi. Ripensandoci ora, non so proprio come possa essere successo.

Una settimana dopo arrivai in turno e dopo cinque minuti...

Bang!

Di nuovo, meno forte e anticipato da un cerchio alla testa come se stessi per svenire, ma in quel momento capii che non era normale.

Lì, cominciò il momento dello sconforto e della frustrazione.

Mi sdraiai e ricordo che dissi alla mia collega che ci vedevo doppio.

Da quel giorno non sarei più tornata al lavoro fino al 2 dicembre.

Era l'11 settembre 2019. Poco prima di essere accompagnata in pronto soccorso, Gaia, la mia sorella acquisita, m'inviò la foto più bella del mondo: aveva partorito Beatrice da qualche ora ed era una meraviglia! Abitiamo a duecento chilometri di distanza e non sarei comunque potuta essere lì vicino a lei, ma ovviamente mi uccideva il pensiero di non esserle fisicamente a fianco in un giorno così importante della sua vita.

Siamo cresciute insieme a Lissone, io e Gaia. Siamo nate a tre mesi di distanza e lei viveva nello stesso palazzo in cui abitava mia nonna. Un giorno di ottobre del 1989 mia e sua mamma si trovarono con le carrozzine fuori da quel palazzo e iniziarono a chiacchierare. Eravamo delle neonate e non abbiamo quindi un vero ricordo di quando ci siamo conosciute, ma non scorderò mai quando lei era una delle tre bambine invitate al mio secondo compleanno; o quando all'asilo mi chiese: "Vuoi essere la mia migliore amica?" o quando a sei anni facemmo il patto di sangue. Chissà in quale film sui pellerossa l'avevamo visto fare!

E' un'amicizia di quelle potenti, di quelle che auguri a tutti di avere, di quelle che qualsiasi cosa succeda e in qualsiasi posto tu sia nel mondo, sai che l'altra c'è. E la vita ci avrebbe messo in questa esatta situazione di lì a poco.

Quel giorno mi risposi che presto sarebbe passato tutto e sarei andata a conoscere la mia nipotina acquisita.

Non potevamo sapere che stava arrivando per entrambe un'altra bella vagonata di notizie orribili, le più brutte dell'anno. E forse della nostra vita. Ma almeno per questa pagina vorrei godermi con voi la felicità di una bellissima bimba che era venuta al mondo.

3 MILLE DOMANDE

Al pronto soccorso, come spesso capita, dopo ore di attesa, mi silurano con due punture di antidolorifici sparate nel corpo a caso senza un benché minimo esame e il collare. Ho pianto, tanto. Quando hai tutta la famiglia che abita lontano, e stai male e chi dovrebbe aiutarti, non ti crede, ti senti solo.

Ma l'ennesima brutta notizia arrivò il giorno dopo quando

Gaia mi scrisse che durante la stessa notte in cui ha partorito, sua mamma è venuta a mancare. Qualche ora prima che Beatrice nascesse. Suo padre glielo ha tenuto nascosto per ventiquattro ore, giusto il tempo che Beatrice venisse al mondo nella gioia più infinita.

Mi cascò il mondo addosso. Avrei voluto abbracciarla, sorreggerla, starle vicino e non potevo. Un incubo. Mi sentivo impotente.

Avrei voluto chiamarla senza sapere esattamente cosa le avrebbe fatto piacere sentirsi dire. Lei allo stesso tempo mi chiese del tempo per metabolizzare. Fu così che passarono cinque giorni di soli messaggi con dei semplici cuori. Dentro ai quei simboli c'era tutto: il mio volerle bene, la mia sofferenza condivisa, i miei "ci sono quando vuoi" e i miei "non sei sola". E lei lo sapeva. Mi feriva non sentirla ma sapevo che stavo rispettando il suo dolore a non chiamarla. Era come un pugno costante nello stomaco.

Ricordo come fosse ieri la mattina del funerale. Mi sono svegliata, sono andata in bagno e scrollando i *social* ricordo che mi apparve un video di cinque ragazzi che cantavano "Halleluja" in una versione bellissima e mi fece pensare a lei, la mia mamma bis. Mi vennero i brividi e cominciai a piangere. Quella mattina impacchettai il regalo che avevo comprato per Beatrice prima della sua nascita. Era tutto così assurdo ma è come se veramente quella bimba fosse arrivata come un angioletto a proteggere la sua mamma nel momento del bisogno. Mentre pensavo a tutto questo, sentii un tocco leggero sulla spalla. Era confortante, rassicurante. Fu una sensazione molto strana. Non credo nei fantasmi e non ci ho mai creduto, ma subito pensai che fosse lei che cercava di dirmi che tutto sarebbe andato bene. Mi scappò un sorriso.

Al cimitero al posto mio andarono i miei genitori. Gaia appena vide mia madre le saltò al collo e scoppiò in lacrime. Fui felice che almeno una parte di me potesse farle sentire che ero presente e che non era sola.

A fine mattinata Gaia ed io ci parlammo per la prima volta al telefono. Avrei voluto trattenere le lacrime perché una parte di me pensava che non fosse mio diritto piangere, non ero io che dovevo darle dolore, ma non riuscii. Mi si aprirono i rubinetti. Le dissi che le volevo bene e riagganciammo.

I giorni seguenti furono bui. L'umore tendeva alla suola delle scarpe ad essere sincera, ma io ero in malattia e Gaia in maternità e questo ci dava il tempo per stare una vicina all'altra tramite chiamate.

Lei è stata super forte a destreggiarsi tra emozioni, allattamento e scartoffie. Non conosco nessuno che sarebbe riuscito a fare tutto questo senza crollare e crescendo allo stesso tempo una bimba che è super educata e sempre sorridente.

Passai due o tre notti di fila in bianco. In qualsiasi posizione mi mettessi sentivo un dolore lancinante. Avevo male a stare in piedi, ma anche seduta o sdraiata. Mi addormentavo per troppa stanchezza alle 7:00 del mattino. Ero nervosa e piangevo. Una notte, alle 5:00, non sopportavo più quei dolori e dopo averci pensato più e più volte, mi decisi a chiamare il pronto soccorso. Mentre il telefono squillava, mi sentivo in colpa perché credevo che mi stessi lamentando per un nulla e che altre persone avrebbero più avuto bisogno di me delle cure. Quando il medico del 118 rispose, scoppiai in lacrime, gli spiegai che avevo male ma non sapevo spiegare cosa fosse. Mi chiese quanti anni avessi. Quando dissi che avevo trent'anni mi rispose di farmi portare in ospedale per farmi visitare. Gli dissi che vivevo da sola e che non avevo parenti che abitassero vicino e che non avrei saputo chi chiamare a quell'ora. Mi rispose con una frase che qualche settimana dopo avrei maledetto: "Signora, noi non siamo un taxi; trovi un modo per venire qua". Sul momento non seppi cosa rispondere e dissi tra i singhiozzi "Niente, provo a vedere se mi passa e alle 7:00 chiamerò un taxi". Mi addormentai presa da un mix di sconforto e sonno. Dopo un'oretta mi richiamò il pronto soccorso per sapere come stessi. Meno male che non morii prima.

Passato il weekend, mi trascinai letteralmente dal medico di base. Era una bella giornata di sole ma io indossavo gli occhiali da sole, non per la luce, ma perché avevo uno sguardo sofferente. Respiravo come fanno le donne quando stanno per partorire. Mi sedetti nella sala d'attesa. Nessuno, e dico nessuno delle persone presenti vedendo quanto stessi soffrendo, pensò di farmi passare avanti nella coda. Erano tutti intenti a parlare del marito della cugina di secondo grado del panettiere del paese. Un signore inoltre, scambiandomi per la segretaria del medico, mi chiese delle informazioni sull'orario dell'ambulatorio. Non so voi, se all'ingresso, dal vostro medico, trovate spesso una ragazza in tuta, con i capelli alla rinfusa, con gli occhiali da sole che fa respiri profondi e soffia.

Quando fu il mio turno, entrando nell'ambulatorio, la dottoressa mi guardò e stupita mi disse: "Ma come mai hai così male? Sei giovane!" Giuro, avevo troppo dolore per avere la forza di mandarla a quel paese. Dopo aver parlato un po', decise di farmi fare un ciclo d'iniezioni di cortisone. Mi fece la prima nell'ambulatorio e poi mi disse di trovarmi un'infermiera per quelle dei giorni successivi. Le dissi che non ne conoscevo nessuna e mi rispose impassibile "Devi cercarne una".

Tornai a casa afflitta, convinta che le cose dovessero andare così.

Cercando in internet però capii che il medico di base DEVE

fare le punture. La richiamai per avere spiegazioni e mi silurò con "Io non ne faccio". Decisi di non fermarmi lì. Contattando il centro medico di riferimento, mi dissero di inviare loro una mail.

Nel frattempo chiesi a Giulia una delle mie più care amiche se potesse farmele. Non so cosa avrei fatto senza di lei. Sfidò il traffico del centro di Peschiera in alta stagione, nel weekend, per due giorni consecutivi, per venire ad aiutarmi. Passato il weekend, ricevetti una chiamata del medico di base che mi chiese se fossi io quella Pamela Erba della mail che le aveva girato il centro di riferimento. Non ci credevo. Le avevano inoltrato il mio testo in cui ero indignata del disservizio, così com'era, crudo. "Io non ho mai detto che non posso farti le iniezioni, vieni pure" mi aggiunse con aria stizzita.

Amici, ho avuto paura che m'iniettasse alcool etilico anziché il cortisone.

I giorni passavano tra entrate e uscite dall'ospedale e dagli ambulatori dei medici per visite ed esami diagnostici. Trascorrevano le settimane e non si capiva da cosa derivasse il mio dolore. Facevo meditazione ogni volta che si acuiva.

Pagavo il taxi per andare dal medico di base e in ospedale perché non riuscivo ad arrivarci a piedi, pur non essendo lontani da casa.

Ogni nuovo medico che incontravo, lo guardavo con occhi speranzosi come un bimbo che guarda la mamma in attesa di un dolcetto. Intanto il mio conto corrente si prosciugava ogni giorno che passava.

Un giorno decisi di provare a camminare dieci minuti fino al mio luogo di lavoro per provare a loro e a me stessa se ce la facessi a stare in piedi. Arrivai ed ero contenta di essercela fatta. Ricordo una battuta infelice di qualche collega: "Ah anch'io vorrei tanto stare a casa un po'" oppure "Ah brava, vai a dormire in tenda, ecco cosa succede". Le coltellate avrebbero fatto meno male.

Quel giorno ero andata lì per farmi dare un pc portatile e portarmi avanti con il lavoro da casa. Gesto che non fu nemmeno preso in considerazione negli episodi successivi.

Il primo weekend di ogni ottobre a Bardolino, sul lago di Garda si tiene un evento enologico molto importante che dura cinque giorni. Arrivano persone da tutte le parti d'Italia e del mondo.

Era da un mese che non uscivo di casa per svago perché non riuscivo a stare in piedi per più di un quarto d'ora ma decisi con il gruppo delle mie amiche, le Fagi, che era il caso di provare.

Non mi sembrava vero: mettere il naso fuori da casa e non per andare a fare una visita. Che bellezza! Parcheggiammo e camminando piano, giungemmo alla piazza principale in cui era stato allestito il palco. La band stava già suonando da un po' quando arrivammo. Come ogni anno la sagra era gremita. Ero molto attenta a stare ben distante dalla folla per paura che mi venissero addosso e potessero farmi male. Dopo pochi minuti, incontrammo alcuni conoscenti e iniziammo a chiacchierare. Ci volle pochissimo che iniziassi a sentire che avevo bisogno di sedermi. Provai a resistere, ma capii subito che non potevo rischiare di stare male lì. Mi scusai con amiche e presenti e dissi che mi sarei andata a sedere su una panca poco distante.

Mi raggiunsero subito.

Riuscii alla fine a stare in piedi per trenta minuti di fila in tutta la serata. Per il resto, rimasi seduta chiacchierando con una coppia di tedeschi e ballando sulla sedia con le mie amiche.

Capii che sentivo dolore, ma avevo bisogno della vitamina "felicità", la più importante e non mi sarei quindi fermata lì.

4 TANTE RISPOSTE SBAGLIATE

Tra fine settembre e inizio ottobre feci il record: tre risonanze magnetiche di cui due con liquido di contrasto nel giro di tre settimane.

Con i risultati alla mano andai dal mio medico di base, anzi dalla sostituta del mio medico di base che, posso con molta tranquillità definire una totale incompetente.

La mia amica Eka e Simonetta la mia massoterapista insistevano ormai da settimane nel consigliarmi di fare una visita neurochirurgica.

Quel giorno, guardando gli esiti degli esami, mi prescrisse una visita dall'ortopedico. Le esposi le mie intenzioni e i consigli che avevo ricevuto. Mi rispose (giuro non è uno scherzo!) "sì, va bene. L'ortopedico e il neurochirurgo fanno lo stesso lavoro". Ora, chiedo scusa a tutti gli ortopedici e ai neurochirurghi che stanno leggendo a nome di questa compra-lauree-di-medicina. Anch'io che avevo la media del sei scarso in biologia e fisica al liceo, non avrei mai potuto affermare che l'ortopedia e la neurochirurgia sono la stessa cosa. Detto ciò, mi diede l'impegnativa per entrambe le tipologie di visita e presi appuntamento.

L'ortopedico, come volevasi dimostrare, mi rimandò subito al neurochirurgo non evidenziando nulla che potesse centrare con la sua specializzazione.

Fino a quel momento, nella mia testa un neuro-chirurgo era colui che operava solo cervelli (oh dopotutto, ho detto che avevo la media del sei in biologia, non del dieci!). Non capivo come fossi finita lì, ma ero assetata di risposte e speravo che lui potesse essermi d'aiuto. Ormai avevo capito che "qualcosa" non andava e stavo solo sperando fosse risolvibile e non troppo grave.

Entrai. Era un uomo abbastanza giovane e piuttosto

silenzioso, ma molto cordiale. Guardò i risultati delle risonanze magnetiche con attenzione. Mi guardò e incrociò i miei occhi pieni di speranza che urlavano "La prego, dottore, che diamine ho?". Cominciò chiedendomi cos'era successo.

Feci un respiro profondo. Finalmente a qualcuno interessava sapere cosa fosse accaduto! Cominciai dall'inizio, cercando di essere il più preciso possibile come se ogni dettaglio potesse fare la differenza. Alla fine del racconto, mi guardò di nuovo e cominciò a spiegarmi cosa fosse una MAV.

Sui referti che gli avevo consegnato, c'era scritto "presunta MAV" ma era una dicitura incastrata tra frasi e termini medici per me incomprensibili e non ci avevo nemmeno fatto caso.

Alla fine della sua spiegazione mi resi conto che l'avevo sentito, ma non lo stavo ascoltando. In quel momento la mia testa ripeteva solo: " Evviva, lui sa che cos'hai e lui ti aiuterà! Non è qualcosa di incomprensibile a tutti! Sei salva, non sei sola!". Lui mi guardò e aggiunse solo: "E' una cosa un po' rara ed io vorrei farti vedere da un neuroradiologo". Ma io continuavo solo a sentire che lui conosceva questa situazione strana e sorridevo felicissima e finalmente sollevata.

Alzandomi per uscire, gli risposi solo "Certo, grazie mille, grazie davvero!"

Lui vedendomi contenta e con un sorriso a trentadue denti, sempre molto serio mi ripeté: "Sì, ma guarda che è una cosa rara".

Salutai. Nel tragitto verso casa e anche nei giorni seguenti, questa frase continuò a rimbalzarmi in testa. Aveva insinuato in me il dubbio che potesse essere qualcosa di grave o comunque da non prendere sotto gamba.

Qualche giorno dopo, mi convocarono al lavoro per avere un aggiornamento della mia situazione di salute, nonostante mandavo loro messaggi ad ogni novità, allegando peraltro esiti degli esami e delle varie risonanze magnetiche, andando anche contro la mia stessa privacy. Ero visibilmente preoccupata ma questo a loro evidentemente non bastò. Gli ripetei come stavo e dissi che sarei potuta tornare a lavorare, ma non per otto ore e in piedi senza sgabello perché sentivo dolore dopo poco tempo. Mi dissero che DOVEVO dire loro quando sarei rientrata. Gli risposi che non avevo la palla di cristallo e che avrei tanto voluto saperglielo dire.

Ah la sensibilità, questa misteriosa! Si rifiutarono di darmi uno sgabello per rientrare al lavoro e così dovetti stare ancora a casa in malattia.

Nei mesi successivi venni a sapere che i responsabili dissero frasi alle mie spalle come: "Massì figurati, cosa vuoi che abbia?" o peggio.

E pensare che non sono mai stata una dipendente di quelle che rimangono a casa al primo malessere, anzi negli anni ho lavorato ore ed ore extra solo per "aiutare l'azienda".

Due consigli: non fate come me.

Se state male non sentitevi in colpa: non l'avete voluto voi.

Non fate straordinari su straordinari senza essere pagati: non paga né in termini di portafoglio, né di rispetto. Se aiuti l'azienda quando ne ha bisogno, non è detto che lei aiuti te quando sei in difficoltà.

5 I CASI DELLA VITA

La noia di stare in casa tutti i giorni sdraiata sul divano e la preoccupazione per ciò che mi avrebbero potuto dire, mi portò a ricercare degli svaghi. Ormai uscivo solo per le visite, avevo paura a fare una passeggiata perché pensavo che se fossi stata male per strada, nessuno avrebbe saputo che avevo una malattia rara.

Fu così che ripresi il corso di recitazione che già frequentavo l'anno prima.

E ad oggi posso dire che non avrei potuto fare scelta migliore: il teatro mi aiutò a meditare su me stessa in un periodo in cui mi si stava stravolgendo la vita; questa cosa mi sorprese molto e mi fece un gran bene. Mi riempiva il cuore di energia positiva e ciò mi aiutava a non sentire il dolore sia nel corpo sia nella mente.

Pensavo al lavoro e al fatto che in malattia bisogna fare di tutto per guarire per poter rientrare e questi corsi mi facevano stare meglio di qualsiasi medicina, almeno a livello di umore, dato che a livello fisico non potevo fare altro che aspettare.

Guardavo il tatuaggio sul polso e mi ripetevo che anche se faticavo a trovare l'energia per tornare ad essere felice e anche se quel significato in quel momento mi sembrava molto nebuloso, in realtà quella forza era lì, non ben visibile ma c'era e dovevo solo crederci.

Per lo stesso motivo, decisi che avevo voglia di aiutare gli altri, così trovai un'associazione di clown dottori. Li contattai e partecipai al loro corso. Fu un momento bellissimo e molto importante per me, soprattutto in quel periodo della mia vita. Dopo un mese diventai la dottoressa Mela e cominciai ad andare in ospedale, non più per i miei esami, ma per far sorridere le persone ricoverate nei reparti di ortopedia e riabilitazione, oltre che ai vecchietti della casa di riposo del mio paese. In realtà erano più loro a tirare su il morale a me, ma loro questo non lo sapevano.

Un giorno un'amica mi chiese se avessi avuto voglia di raggiungerla nel bar sotto casa mia per un aperitivo con altre ragazze che non conoscevo. Essendo veramente vicino a casa, accettai, sapendo di poter tornare in qualsiasi momento se non mi fossi sentita bene. Conobbi Nabila, una bellissima ragazza che, chiacchierando, mi raccontò che da poco più di due anni era letteralmente uscita viva da un trapianto di midollo a causa di una leucemia terribile. Mi disse che le avevano dato solo sei mesi di vita. Era lì con me, a quel bar, sorridente e bellissima. Mi resi conto di quanto poco si sa delle persone che non si conoscono. Se non fossi stata male in quel periodo, probabilmente non me lo avrebbe mai raccontato e per me sarebbe stata solo una bella ragazza sorridente. E lei era in quel bar a parlare di uomini come fa una qualsiasi donna della sua età in un bar tra amiche. Io con la mia battaglia e lei con la sua.

E quindi, quella signora che passeggia con il cane? E l'impiegato di quella banca che urla laggiù? E in quella casa lassù? Chissà chi ci abita, che fatiche affrontano ogni giorno e, se invece sorridono, cosa nascondono dietro quel sorriso? Ogni persona è davvero una storia diversa da un'altra e vale la pena raccontarsi, per imparare uno dagli altri. Io e Nabila nei mesi successivi ci confrontammo molto e seppur le storie fossero ben diverse, ci rendemmo conto che avevamo affrontato paure che si assomigliavano molto e questo mi fece sentire meno sola.

Quel giorno decidemmo di continuare le nostre chicchere in casa mia. Eravamo in sette donne, quasi tutte sulla trentina e single. Capimmo che a vent'anni è facile trovare in giro i propri coetanei tra bar e discoteche, ma a trent'anni i ragazzi single rimangono a casa ed è sempre più difficile trovare locali in cui conoscere gente nuova. Fu così che decidemmo di organizzare una festa a casa mia per il weekend successivo in cui avremmo invitato solo scapoli: ognuna di noi doveva semplicemente scrivere ad almeno tre uomini che aveva in rubrica.

Dopo tre giorni dalla decisione, non avevamo ottenuto nessuna risposta. Eravamo ormai già arrese a passare una serata tra noi, quando cominciarono ad arrivare le prime conferme. Nel giro di quattro giorni ci ritrovammo con una lista confermata di quarantadue persone in casa mia, un appartamento di quaranta metri quadrati!

A tre giorni dalla festa, andai con Sofia in un bar in cui ci sarebbe stata musica dal vivo.

Sì, lo so, state pensando che uscivo spesso ma dovete pensare che durante il giorno ero costretta a stare rinchiusa in casa da sola da un mese e mezzo senza sapere cosa mi stesse succedendo: se non avessi fatto qualche uscita, sarei probabilmente andata fuori di testa! Il *lockdown* dovuto al *Covid* penso che un po' vi possa far capire cosa stavo provando.

Arrivate nel locale, iniziammo a bere un cocktail e ad ascoltare la musica finché non notai un ragazzo. Indossava un parka verde militare, una camicia bianca e un paio di jeans. Ricordo di aver pensato che fosse carino, elegante ma casual;

un tipo riservato. Mi sembrava molto più giovane di me, così lo feci notare alla mia amica che all'epoca aveva venticinque anni. La serata però continuò senza che riuscissimo a rivolgergli la parola. Rimase così, come tanti un ragazzo carino adocchiato una sera in un normalissimo locale.

Tre giorni dopo arrivò finalmente la serata tanto attesa. Come qualsiasi festa che si rispetti, gli invitati arrivarono quasi tutti in ritardo. Arrivò un trio di ragazzi di cui uno abitava sulle Dolomiti e uno a Vicenza, un trio da Milano al quale Gerry aveva raccontato che erano invitati ad una festa in una casa con piscina e con vista sul lago di Garda. Ora, detta così so che vi state immaginando una villa spettacolare in stile George Clooney. La verità è che casa mia assomigliava forse più alla casa di George, il fratello di Peppa Pig. Spero non ci siano rimasti troppo male. Poi arrivò una ragazza che definirei pazza per farle un complimento e che ora della fine della serata aveva deciso di fare uno spogliarello in mezzo al salotto. Un'amica di Nabila che finì per essere la coordinatrice del gioco della bottiglia; sapete quei tipi di persona che non possono mancare se si vuole avere una festa di successo? Ecco, era lei. Su quarantadue persone, alla fine trentacinque (i pacconi dell'ultimo minuto ci sono ad ogni evento che si rispetti. Se arrivassero tutti, si dovrebbe fare un'estrazione a sorte e buttarne fuori almeno tre!), dicevo, su trentacinque persone presenti avevamo: cristiani, musulmani, buddisti e atei; italiani, tedeschi, romeni, marocchini, albanesi;

tra gli italiani avevamo persone da Bolzano, Vicenza, Verona, Milano, Napoli, Brescia, Genova. Io direi che solo per questo, è stata una serata indimenticabile.

Quasi la metà degli invitati erano assolutamente degli estranei per me perché erano stati invitati dalle altre ragazze. Un delirio! Cominciammo a fare giochi da ragazzini delle scuole medie e a ridere come degli idioti. Sarà forse per questo che i trentenni rimangono chiusi in casa normalmente?

Ma quel che è assolutamente da ricordare è che all'inizio della serata vidi entrare una mia amica, che sapevo sarebbe venuta da sola, con un ragazzo al seguito. Non lo conoscevo. Mi presentai e scoprii che nemmeno lei lo conosceva: l'aveva trovato fuori dal residence in cerca dell'ingresso ad una festa a cui era stato invitato. Gli aveva solo fatto strada. Ero troppo presa dal mio ruolo di "padrona con casa invasa da estranei" da rendermi conto che era molto carino. Quando cominciarono i giochi, cercai di far partecipare tutti, anche i più restii. Il mio fascino da animatrice faceva presa su tutti ma evidentemente non su quel ragazzo che se ne stava sul balcone dall'inizio della festa. Verso la fine della serata, dal nulla, mi si avvicinò per salutarmi e gli risposi: "Ma tu! Sei un fantasma? Ti ho visto all'inizio e ti rivedo solo ora!". Rise, mi ringraziò e se ne andò.

I giorni seguenti furono dedicati ai commenti da donne di trent'anni che hanno vissuto una serata da dodicenni. Allora partì una carrellata di chi-ha-baciato-chi, a chi-piace-chi, chi-ci-provava-con-chi, ecc. che uomini e donne della De Filippi scansati proprio! Finché io non inviai un vocale, ricordandomi "Ma quel ragazzo con gli occhiali che è rimasto tutta sera sul balcone, di chi era amico? Era molto carino!". Scoprii così che si chiamava Cristiano e pensai che fosse proprio un peccato che avesse parlato con tutti tranne che con me.

6 TESTAMENTO

Il giorno dopo la festa, provai a tornare al lavoro. Ero d'accordo con il mio datore, in seguito ad una mia richiesta, di provare, stando seduta su uno sgabello anziché in piedi, a lavorare per otto ore. Fino a quel giorno non voleva che rientrassi, non tanto per la paura che una sua dipendente che lavorava per lui da cinque anni, stesse ancora male dopo due mesi, quanto più la fobia che, se avessi poi avuto una ricaduta, i primi tre giorni di malattia sarebbero stati a carico suo anziché del sistema sanitario nazionale.

Ma io, che da quando ero stata assunta non avevo mai fatto più di due giorni di assenza e ne andavo fiera, non vedevo l'ora di tornare a fare il mio lavoro: sentirmi utile, accogliere le persone, parlare con persone da tutto il mondo. Mi mancava tanto tutto questo e avevo una disperata voglia di quotidianità e normalità.

Quel giorno però, nonostante lo sgabello, riuscii a resistere solo tre ore circa poi cominciai a sentire dolore al collo e alle spalle. Mi congedai dicendo che una settimana dopo avrei avuto la visita con il neuroradiologo e li avrei aggiornati.

Ero afflitta. Ormai nella mia testa si era ben delineata una risposta da parte del medico che non mi sarebbe piaciuta; avevo capito che sarebbe stato qualcosa da accettare, ma non avevo idea di cosa potesse essere e quali conseguenze potesse avere.

Così un giorno decisi di scrivere una lettera, prima che fosse troppo tardi. Non l'avrebbe saputo comunque nessuno, l'avrei solo scritta, sul sentimento del "non si sa mai".

La lettera riportava la data: 29.10.2019

Eccomi qua!

So che è una lettera triste ma cercherò di renderla il meno drammatico possibile.

Ho deciso di scrivere dopo aver ritrovato per caso la scatola dei ricordi. Ho riso, ho pianto, quanti bei momenti! E mi sono ritrovata a pensare che il destino abbia voluto per me una vita meravigliosa, senza mai problemi di salute finora: è come se mi avesse detto: "Goditela tutta che tanto io arrivo più tardi!"

Ho avuto una famiglia fantastica: non mi avete mai fatto mancare niente! Grazie di esserci sempre stati! Ho avuto la fortuna di avere una nonna dal cuore d'oro! Ti voglio bene nonna e non piangere, sii positiva, fallo per me!

E questa vita mi ha dato delle amiche insostituibili. Se quella "di DNA" ce la si trova, voi siete l'altra parte di famiglia che ho scelto!

Ho due fratelli super: il mio Samuelino che anche se fa il duro so che sotto hai un cuore di burro. Non nasconderlo mai! E' la parte più bella di te! Usalo per stare vicino alla mamma e papà, mi raccomando!

E il mio "Iale" che mi ha cambiato la vita in meglio! Sei una delle persone che più mi ha regalato gioie. Sinceramente non so come sarebbe stata la mia esistenza senza d te!

La mia Gaia, non vorrei ti fosse capitata anche questa mannaggia! Però che ci vogliamo fare, la vita è imprevedibile e va accettata come viene! Sei la sorella che non ho mai avuto e mi hai reso la zia più felice del mondo! Sei una roccia e ti voglio un bene immenso, ogni giorno da trent'anni! Se c'è una cosa che non mi ha mai abbandonata è l'idea che tu ci fossi. Ed io per te ci sarò sempre, sarò nel tuo cuore!

Giulia bella, la mia migliore amica, la mia famiglia da adulta. E' indescrivibile il bene ti voglio. Sono contenta che la vita ti abbia regalato un sacco di persone vere e autentiche perché sei una persona speciale! Ti voglio un mondo di bene!

La mia Eka, che oltre ad essere una delle mie grandi amiche, sei stata preziosa per scoprire con me cosa avessi, non so come avrei fatto senza di te. Sei meravigliosa!

Mamma, non ti buttare giù, fallo per me! Urla, balla, sfogati e non ti *abbattere! Queste cose succedono! Non rimpiango NULLA: ho riso tanto, ho imparato un sacco di cose, ho visitato posti, ho provato a vivere all'estero, a vivere da sola, ho incontrato tantissime splendide persone, ho fatto mille cose, avventure! Ho recitato tanto a teatro! Ho fatto tutto quello che volevo e sono felice! Siatelo per me! :)*

Ci sono solo due cose che non ho provato e sono sposarmi e avere un figlio, ma queste due le avrei fatto solo con un SE: se avessi trovato la persona giusta. Beh non l'ho trovata, quindi... :)

Ho fatto tutto, me ne vado dietro le quinte serena che la mia parte è stata piena di applausi e so di avervi dato emozioni! In fondo, uno spettacolo che dura trent'anni è già lungo, no? Sai che palle, sennò! Poi è cifra tonda, ancora più figo! Sorridete che è il sale della vita, e pure della morte! Non ci sono più? Eeeeeh va beh!

Non fatemi incazzare! Sorridete e create e visitate e imparate che la vita è solo una!

Papi ti voglio bene, so che è dura anche per te! Ma non ti chiudere in te stesso, non criticare il modo in cui reagirai a questa cosa, metti da parte l'orgoglio e fatti aiutare da chi ti è vicino! Non ti incolpare di nulla, so che mi volevi bene anche se non me l'hai mai detto ma con il tuo modo da orso l'ho capito lo stesso. Prova ad esprimerlo a parole, a volte ci si sente meglio!

Grazie per tutti i sacrifici che hai e avete fatto per noi! Ho avuto una vita spettacolare ed è grazie a voi che mi avete cresciuto con sani principi!

Ora, respirate, sorridete ogni volta che penserete a qualcosa che vi rende triste, ripetetevi che una farfalla vive solo tre giorni ed è felice, se la vive tutta, zampettando di fiore in fiore!

Beh io sono quella farfalla e altro che tre giorni, io ho avuto il culo di vivere trent'anni!

E trenta fatti bene eh! Amori, drammi, avventure, cazzate, esperienze, un lavoro che amavo, persone stupende che Beautiful è una pippa in confronto!

Ho avuto tutto! Grazie a tutti voi! Vi amo!

D'Annunzio disse: Bisogna fare della propria vita come si fa un'opera d'arte! Beh raga, la mia è stata un capolavoro! Io l'artista e voi i miei colori! Grazie!

Fate delle vostre vite dei capolavori!

Passando ai punti pratici visto che non so se ricorderò, se potrò parlare o se sarò proprio morta... quindi...

Mammotta bellissima, ti affido Memo che lui ama tanto la sua nonna, vedi che un nipote te l'ho dato? Un po' peloso, ma ti darà un sacco di bene, di fusa, coccoline... e qualche smozzicata! :)

La casetta voglio che rimanga un nido positivo di vacanza e svago come lo è sempre stato!

Come sapete tutti sono atea e non credo in nessun aldilà e vorrei che il mio corpo e i miei organi possano essere donati a chi ne ha bisogno davvero: sotto terra non servono a nessuno.

Per lo stesso motivo, nessun funerale costoso vi prego. Se cremarmi costa meno, mi piacerebbe essere cremata e vorrei essere lanciata nel lago (so che è illegale) oppure in una qualsiasi pozza d'acqua... anche nel lavandino va bene, basta che sto nell'acqua! :)

Grazie! Vi amo! Non dimenticatevi di sorridere! E' importante!

Chiusi la lettera e ci appiccicai sopra un *post-it* con scritto: "Aprite se questo mio male dovesse avere la meglio (non voglio rimpiangere di non averla scritta)" e la nascosi nel vano contenitore del divano.

7 LA RISPOSTA

Quel 31 ottobre arrivò ed io avevo già programmato di andarci da sola in treno. Non sto mica a scomodare qualcuno fino là! Pensavo.

La visita era nel primo pomeriggio cosi partii da casa abbastanza presto non conoscendo molto bene la città.

M'incamminai già in tarda mattinata verso la stazione, dopo trenta minuti di treno, presi la metro e arrivai proprio di fronte all'enorme edificio dell'ospedale.

Ero tranquilla. Nei giorni precedenti avevo cercato cosa fosse una MAV su internet ma come tutte le malattie che esistono, se cercate in rete, troverete sempre qualcuno che dice che finirete male. Cosi non ascoltai e preferii affidarmi ai dottori. La mia mente quindi quella mattina era una tabula rasa.

Ricordo di essere passata dalla sala delle macchinette automatiche, la più vicina al reparto oncologico. C'erano dei pazienti a prendere qualcosa e pensai a quanto dovesse essere difficile affrontare una malattia così potente.

Dopo aver pagato una cospicua somma data la visita specialista privata, arrivai nella sala d'aspetto del reparto di neuro radiologia interventistica.

La sala me la ricordo molto bene: enorme, bianchissima e con i neon accecanti tipici degli ospedali.

"Pamela Erba" sentii, mentre si apriva la porta. Il dottore era un uomo piuttosto slanciato con le guance leggermente scavate, mi ricordava vagamente mio padre.

Gli consegnai la mia ormai collezione di carte e CD. Inserì nel computer l'ultima hit parade di risonanze magnetiche e aspettando il caricamento delle miriadi di foto mi chiese di cominciare a raccontare dall'inizio cosa mi fosse successo.

Quando arrivai a raccontare che il dolore e quelle scosse elettriche che inizialmente percepivo su collo e spalle si erano spostate in qualche modo nella parte bassa della schiena, sbottò: "Mi sembra un po' impossibile!". Lì per lì ricordo che non seppi bene cosa rispondere. In quel momento si caricarono le foto del dischetto e subito aggiunse: "Ah no, aspetta!"

Si prese dei minuti, per me infiniti, per guardare bene le foto delle mie risonanze magnetiche con contrasto. Mi guardò con uno sguardo totalmente diverso e mi disse: "Per forza sentivi così male, hai avuto un aneurisma".

Non vi nascondo che in quel momento nemmeno sapevo cosa fosse nello specifico. Sai, quelle parole che in televisione senti nominare mille volte e mai ti chiedi cosa sia perché c'è una parte secchiona di te che ripete: pfff sì, certo, ovvio un aneurisma è un aneurisma!

E invece quando dicono che è successo a te, evidentemente vien fuori la verità e la tua faccia si trasforma in una smorfia a forma di punto interrogativo gigante.

Con tutta la pazienza che hanno i dottori, cominciò a spiegarmi che ho una malattia rara che si chiama malformazione artero-venosa, nello specifico ancora più rara perché è in posizione intramidollare.

"Esistono circa cinque casi all'anno in tutta Italia".

E' una malformazione, come dice il nome, di arterie e vene: il sangue che scorre con forte potenza e pressione nelle arterie normalmente rallenta nei capillari per poi fluire con molta meno potenza nelle vene. Nel mio collo, all'interno della colonna vertebrale all'altezza delle vertebre C5-C6 questa cosa non succede. I capillari è come se si fossero annodati tra loro e questo fa sì che il sangue arrivi dalle arterie come un kamikaze e nel corso degli anni tutto questo può far letteralmente scoppiare le pareti dei vasi sanguini.

Aggiunse in oltre che ero stata molto fortunata perché il sangue era defluito verso il basso fin giù alla base della colonna vertebrale anziché andare verso l'alto. Se così non fosse stato, mi avrebbe preso il cervello. Fui doppiamente fortunata poiché non era scoppiata la malformazione in sé, ma una vena situata poco fuori dal midollo.

Era stato bravissimo a far capire questo meccanismo contorto ad una come me che non si era mai interessata di medicina. Vidi il suo sguardo serio e preoccupato.

Misi quindi insieme il concetto di collo, midollo spinale e arterie/vene che possono scoppiare e mentre il dottore disse "potresti rischiare di... " gli finii io la frase con "...di rimanere paralizzata".

Quel "Si" mi riecheggiò per anni nella testa.

Era vero. Stava succedendo a me. Non era un sogno o un incubo. Era la realtà. Quindi davvero non succede sempre e solo agli altri. Stava capitando. Lì, in quel momento, a me. Pamela, proprio tu. Tante persone che sono finite in sedia a rotelle prima camminavano, anche tu. Cominciai a fissare il pavimento.

Il dottore si scusò un attimo, mi rassicurò dicendo che sarebbe tornato subito. Probabilmente deve avermi anche detto cosa sarebbe andato a fare, ma io in quel momento sentivo tutto ovattato.

Non me ne accorsi nemmeno ma le lacrime cominciarono a bagnarmi il viso. Quando il dottore tornò, vide la mia faccia e ricordo che fece un gesto che per me ebbe lo stesso valore di un abbraccio.

Si alzò, si rivolse alla sua segretaria nell'ufficio adiacente e le disse "Per piacere, cancellami o spostami tutti gli appuntamenti seguenti che io devo dedicare del tempo a questa ragazza". La segretaria ed io ci guardammo e riuscii vagamente a sorriderle prima che il dottore chiuse la porta scorrevole che ci divideva.

Non ricordo di preciso cosa mi disse dopo. Sicuramente aggiunse che si sarebbe confrontato con il neurochirurgo e che mi avrebbero fatto sapere.

"Ora, farò di tutto, per farti fare un'angiografia con urgenza".

La parola urgenza mi fece allarmare ancora di più, ma mi fece anche sentire in ottime mani.

Mi spiegò che l'angiografia è un esame che viene eseguito in *day-hospital* durante il quale viene inserita una telecamera microscopica per andare ad esaminare dall'interno la malformazione.

Salutandoci poi sulla porta dello studio mi chiese preoccupato se fossi lì da sola e con il cuore in gola gli risposi di sì. In quel momento in effetti mi chiesi cosa ci facessi in quella situazione senza nessuno. Ho sempre cercato di fare tutto da sola per sentirmi forte, ma mi sbagliavo. Oh eccome se mi sbagliavo! Mi sentii assolutamente persa. Cominciai a camminare verso l'uscita del reparto. Mi sembrava tutto un mondo nuovo, finto. Non poteva essere, a me? Stava succedendo a me? Queste cose te le racconta il vicino di casa: che un amico dell'amico di sua nonna gli ha detto che rischia la paralisi; non io, proprio io.

Uscii dal reparto, l'aria mi sembrava fresca ma allo stesso tempo pesantissima. Ora come faccio a dirlo a mia mamma?

Decisi quindi di rompere il ghiaccio mandando un vocale al mio responsabile al lavoro, pensando che fosse meno pesante dirlo a loro.

C'era anche una parte di me che subito urlava giustizia e voleva fargli sentire che "Ca***, mi avete fatto credere che stessi esagerando a fare la "malata" e invece io rischio di non tornare mai più al lavoro! Rischio di non camminare mai più! Ho solo trent'anni, e la mia vita non sarà più la stessa".

Mi sedetti su un muretto e gli mandai un vocale tra i singhiozzi e gli raccontai tutto.

Guardai dall'altra parte della piazzetta i pazienti oncologici e mi sentii parte di loro, li sentii molto più vicini a me e li vedevo ridere.

Questo mi diede un po' di sollievo.

Respirai e chiamai mia mamma. Non sapevo bene come arrivare al fulcro della questione per cui le dissi con molta semplicità: "Eh purtroppo mi ha detto che se scoppia, rischio la paralisi dal collo in giù." Sento la voce rotta. Le dico di non piangere e che tutto andrà bene e le racconto di quanto il dottore mi abbia fatto sentire al sicuro.

Non volevo darle anche questo dispiacere. Ne aveva già passate tante. Tra le varie, a trentaquattro anni, dopo avere avuto già due figli, rimase incinta di nuovo e l'ostetrica le consigliò di non fare controlli ulteriori e fu così che si ritrovò a partorire un bimbo con sindrome di Down senza nemmeno saperlo in anticipo. Forte come una roccia, non si fece abbattere da questa malformazione che nel 1995 nessuno conosceva ancora bene e, anzi, un anno dopo fondò l'associazione Capirsi Down per aiutare genitori che come lei si trovavano ad affrontare una nuova situazione. Capite? Su tre figli, due con malattie rare! Mio fratello Michele è la mascotte di famiglia, è la colla che ci tiene tutti uniti ed è solo grazie a lui se le nostre vite non ci hanno fatto allontanare gli uni dagli altri. Ma anni fa c'era una ragazza di trentaquattro anni con un neonato affetto da sindrome di Down che doveva spiegare a due bimbi di quattro e sei anni perché alla nascita del loro fratellino piangeva tutta la famiglia, che lui avrebbe fatto tutto con più lentezza, che avrebbe fatto fatica a parlare, a camminare, che non avrebbe mai guidato la macchina o non avrebbe mai potuto avere dei bambini. Non è stato semplice. La mia mamma è un'eroina, ecco tutto.

Cominciai quindi piano piano a trascinarmi fuori

dall'ospedale, ripresi la metro e infine il treno. Il vagone era pieno di gente che parlava, rideva, studenti, pendolari, non c'era nemmeno posto per sedersi. Io mi appoggiai al palo di ferro e mi estraniai da tutto. Ero nella mia bolla. Riuscivo solo a pensare che la mia vita poteva essere finita nel giro di pochi mesi. Arrivai a Peschiera e pensai che avevo il morale troppo a terra, ero senza forze, soprattutto mentali per camminare venti minuti fino a casa. Cosi chiamai il mio amico taxi che ormai mi odiava probabilmente e arrivai a casa.

Mi sdraiai sul divano e cominciai a fissare il soffitto.

8 SPINTA POTENTE

Ora cosa faccio? Mi ricordai che quella sera sarei dovuta andare alla lezione di teatro e subito dopo alla festa di Halloween con Sofia.

Mi sentii terribilmente sola, ma allo stesso tempo avrei voluto stare lì, sdraiata per giorni a piangere perché la Paura dentro di me urlava: "Te lo meriti di stare qui a far nulla! Ti hanno dato una brutta notizia, tu devi essere triste! Devi dare importanza, anche se in negativo a questo momento e vivere la tragedia di questa notizia! L'unica cosa da fare è stare qui rannicchiata e piangere. Poi ti trascinerai in cucina a mangiare schifezze e andrai avanti così".

In quel momento Coraggio nella mia testa, affranto ma saggio disse "No, eh no! O ti alzi subito o il vortice ti trascinerà giù e sarà sempre più difficile tornare ad una vita normale! Taglia il filo della tragedia, ORA! Dai che ce la fai!". Feci un bel respiro profondo che aveva un sapore combattivo.

Chiamai Sofia e le chiesi se le andasse di cenare insieme a casa mia.

Non ricordo cosa mangiammo, ma le raccontai cosa fosse successo e mi chiese se preferissi rimanere a casa quella sera. Fu felice di sentire che avevo voglia di pensare ad altro e che qualche risata mi avrebbe fatto bene.

Andammo quindi a lezione e magicamente svolgere un'attività normale, una routine, rese quella giornata uguale ad altre precedenti alla notizia e questo fu la formula magica per distrarmi. Così facendo dimostrai a me stessa che ero capace di ridere anche in una giornata così tremenda e fui orgogliosa della mia decisione di non rimanere sdraiata sul divano.

Come in un qualsiasi altro 31 ottobre, uscimmo da lezione, indossammo i costumi e alle 23:30 passate entrammo alla festa.

Ogni anno veniva organizzato questo evento in maschera all'interno di un forte del 1800. Un luogo suggestivo e ideale per la notte di Halloween, con tanta musica e fiumi di alcool.

Anche nel 2019 era addobbato a tema e pieno di gente.

Arrivammo al bar per ordinare un cocktail. C'era la coda alla cassa, un classico! Chiacchierando, mi girai verso la sala e vidi con sorpresa un viso famigliare. Chiesi a Sofia se non stessi sbagliando e lei mi confermò. "Ma tu sei il fantasma" dissi, avvicinandomi con la mia gonnellona da strega. "Ah ciao!". Cristiano era con un amico ed entrambi non erano mascherati. Chiacchierammo tutti insieme per qualche momento e nella mia testa continuavo a chiedermi "E' più giovane di me o lo sembra solamente?". Così semplicemente glielo chiesi. "Sono del '87". La mia mente poco matematica fece due calcoli con la velocità di una connessione internet anni '90. E dopo circa dieci minuti abbondanti, realizzai "Ah! Trentadue anni, ha ben due anni più di me! Quindi non è un bimbetto che non posso nemmeno prendere in considerazione! Interessante". Ancora oggi mi chiedo chissà che espressione stessi facendo mentre la mia mente realizzava tutto questo. Probabilmente diventai lievemente rossa, come se stessi pensando il tutto ad alta voce. Quando tornai con la mente alla situazione, Cristiano stava chiacchierando animatamente con Sofia, erano molto complici e stavano ricordando una conversazione fatta sul balcone durante la festa a casa mia. Pensai che durante quella serata, lui con me non aveva nemmeno parlato per un minuto e questo mi bastò per pensare che lui fosse interessato alla mia amica. Pace, pensai. Poco dopo Sofia urlò "Uh! Che bella questa, andiamo a ballare!"

Ci dirigemmo nella sala adiacente. Era enorme in confronto alla sala bar ed era piena di persone. Faceva un caldo pazzesco. Ci mettemmo in un angolino a ballare. Ebbene sì, chi lo avrebbe mai detto. Senza scatenarmi, come facevo prima di avere un aneurisma riuscii finalmente a ballare. Era liberatorio! C'era una specie di felicità dentro di me; strana, diversa, velata, ma c'era e mi faceva sorridere, mi faceva evadere e credere che potevo essere felice nonostante tutto.

Spesso mi è capitato di pensare: se mi dicessero che devo morire da qui a poco, come reagirei? Avrei la forza per andare avanti o – della serie – tutti bravi a parole ma poi bisogna trovarsi in quella situazione?

In quel momento, a quella festa, stavo dimostrando a me stessa che "Ca*** sì, le ho anch'io le palle! Brava Pamela! E' difficile ma ce la stai facendo, stai sorridendo, stai ballando!"

Poco dopo Cristiano entrò nella sala, passò davanti a me e si mise appoggiato al muro a fianco a dove stava ballando Sofia. Era scatenatissima! L'adoravo perché se ne fregava del mondo che la circondava e ballava per se stessa senza seguire nessun passo di danza prefissato. Era libera!

"Uuuh Pam bellissima questa!" mi disse e allora colsi l'occasione: "Hai visto che Cristiano ci sta provando con te!?" Lei stupita: "Ah si? Mah non mi sembra!", "Sì, ti dico, io le colgo sempre queste vibrazioni"

Solo mesi dopo scoprii che in fatto di vibrazioni evidentemente non ci capivo un fico secco; ma questo è un altro capitolo della storia.

Rimanemmo alla festa circa due ore in totale poi chiesi a Sofia di andare a casa che ero molto stanca.

9 SOCIAL SFOGO

Un giorno antecedente all'appuntamento con il neuroradiologo, quando sdraiata sul divano cercavo di far passare il tempo, decisi che non avrei voluto buttare via una delle mie più grandi passioni. In anni, non avevo nessun video o registrazione in cui parlassi in un'altra lingua straniera di quelle che avevo studiato.

Cosi mi tolsi il pigiamone che ormai faceva parte del mio essere, mi vestii, mi truccai, sistemai i capelli e cominciai a scrivere lo schema per un video che avrei pubblicato su *Youtube*. Lo feci, così, mandando a quel paese la paura di critiche e giudizi e un po' di vergogna. Lo registrai diverse volte prima di azzeccare la versione giusta e senza montaggio o modifiche lo pubblicai. Era un video in cui raccontavo qualcosa di me stessa in tutte le lingue straniere che conoscevo. Lo condivisi sui canali *social* e sì, essere al centro dell'attenzione, mi faceva sentire un po' meno sola in quel momento e qualche complimento mi strappò un sorriso compiaciuto.

Dopo l'orrenda scoperta del 31 ottobre, iniziai a cercare su internet, sui *social* e su *Youtube* stesso, informazioni sulle MAV nella speranza di trovare persone che mi potessero raccontare qualcosa di più di questo mostro che mi faceva compagnia da quando ero nata e che mai si era fatto notare... viveva nell'ombra il signorino!

Ed io, ignara di avere un compagno di viaggio incredibilmente delicato che viveva nel mio collo e che mi avrebbe paralizzato all'improvviso, per trent'anni ho ballato, fatto sport estremi, trasportato pesi, bevuto, fumato... alé!

Cercavo ma trovavo informazioni incomplete o difficili da capire e soprattutto erano gli stessi testi riportati in siti diversi. Ogni tanto m'imbattevo in rarissime spiegazioni molto mediche e quindi incomprensibili. Per me era tutto nuovo.

Non volevo incappare in spiegazioni tipiche di internet ma allo stesso tempo cercavo in ogni momento di scoprire qualcosa di più. La mia testa non faceva altro che ripetere: "Cosa mi succederà ora? Cos'è questa MAV? Si può guarire? Sono destinata a non camminare più?"

Oltretutto capii che ogni testo che trovavo, spiegava cosa fosse una MAV celebrale, ma non la mia, intramidollare.

Era frustrante. Trovai solo una signora che raccontava in una serie di video, cosa le stesse succedendo ma lo spiegava con una tale angoscia da farmi passare la voglia di guardarli.

Pensai in quel momento che la condivisione fosse importante ma che dovesse anche essere uno slancio di positività per chi lo guarda. Decisi così che lo avrei fatto io.

Scarabocchiai quello che avrei voluto dire e in quale ordine e cominciai a raccontare. Ne uscì un video di dieci minuti. Ricordo che per quanto provassi a sorridere, pensai a quel video quasi come ad un mio ricordo nel caso in cui le cose si fossero messe male, ma nel frattempo mi ero divertita a girarlo e quello era l'importante.

Lo pubblicai su *Youtube* e sui canali *social* e con mia grande sorpresa cominciò una catena di messaggi e commenti. Chiaramente quasi nessuno di quelli che mi conoscevano, tranne gli amici più stretti e i famigliari, sapeva di questa mia malattia per cui ci fu molto stupore e dispiacere; il che era molto prevedibile. Quello che invece non calcolai fu la reazione di ammirazione da parte di tante persone per il modo in cui stavo affrontando la situazione e questo mi diede una forza incredibile per andare avanti in questo nuovo progetto. Una mia vecchia compagnia di classe, diventata fisioterapista, mi scrisse che se un suo paziente si fosse presentato con quei sintomi, gli avrebbe fatto determinate manovre che probabilmente a me avrebbero fatto malissimo e mi ringraziava perché non aveva idea che esistessero le MAV. La rassicurai, dicendole che purtroppo non era l'unica e che la condivisione serviva anche a questo.

Uno dei pochi luoghi in cui ho iniziato a trovare esperienze simili alla mia è stato un piccolo blog di supporto. Lì, ho cominciato a parlare con Elisabetta che aveva la malformazione in una zona molto simile alla mia. Mi ha ascoltato, consigliato, parlato con una dolcezza infinita. Dopo miliardi di messaggi, un giorno mi chiamò e senza accorgercene rimanemmo al telefono la bellezza di tre ore! Santa donna che ha sopportato tutte le mie domande! Elisabetta è una persona estremamente in gamba e mi ha trasmesso una sicurezza che mi stava mancando da tempo. Non ero sola, non ero sola, non ero sola! Che meravigliosa sensazione. Avevamo entrambe una malattia rara che non rientrava nemmeno nell'elenco europeo, ma eravamo sole, insieme!

Fu lei a consigliarmi di iscrivermi al gruppo su *Facebook* "Insieme contro le MAV" e mi disse che anche Marta, una delle fondatrici, aveva una malformazione intramidollare.

Mi si aprì un mondo meraviglioso!

Marta e gli altri componenti del gruppo mi accolsero con un calore indimenticabile, senza nemmeno conoscermi, senza neppure esserci mai visti. Sentii di essere uscita dalla mia grotta e di essere entrata a far parte di qualcosa di nuovo. Cominciai a leggere le storie incredibili dei componenti di questa nuova famiglia. Ognuna diversa dalle altre. In punti diversi del corpo, con o senza aneurismi, in età diverse, in parti d'Italia diverse, ognuna con il suo trattamento specifico o chi senza trattamento proprio per scelta dei medici. Iniziai così a raccontare la mia storia e condivisi con loro il mio video che venne molto apprezzato e ne fui molto felice. Il timbro di approvazione del gruppo mi diede la spinta per proseguire a farne altri.

Ascoltando la mia storia rimasero sconvolti da quanti farmaci mi avessero somministrato i primi giorni: tantissimi anticoagulanti che per una malattia come la nostra non sono esattamente i più indicati. A loro è stato anche detto di evitare luoghi in cui la pressione è più forte: evitare quindi di andare oltre i 2000 metri in montagna o fare sub.

10 EPISODI RIDICOLI

Giuro, probabilmente in quel periodo ero totalmente in tilt, ma cominciarono ad accadere episodi assolutamente ridicoli.

Una mattina, mi resi conto che non vedevo Memo, il mio gattone, da qualche giorno. Aveva l'abitudine di entrare e uscire di casa tranquillamente da quando era nato, per cui ci misi un po' a realizzare. Cominciai quindi a cercarlo in giro per il residence perché nemmeno al richiamo del cibo o del tintinnio delle chiavi di casa arrivò.

Lo trovai sopra il tetto di uno degli appartamenti e non sapeva più come scendere. Subito pensai, "ok, vado in cantina, prendo la scala e lo acchiappo". Ma subito mi fermò la voce della MAV che mi disse: "Dove pensi di andare te?"

Era la prima volta che mi capitava di pensare di non poter

fare qualcosa. Mi venne da piangere. Tra le lacrime provai a cercare un'alternativa. Trovai lì vicino una sedia di plastica, ci salii sopra facendo molta attenzione e provai ad allungarmi verso Memo che, poverino, era spaventato a morte.

La scena era questa. Io, su una sedia che piangendo dicevo a Memo "Dai, Memo, vieni, dai sono qui, fai qualche passo avanti, ti prendo io" e lui piangendo "Miao", "Dai, vieni" "Miao" "Dai che ti prendo" "Miao" "Dai, su Memo che mi fa male" "Miao". Mah, sarà che l'ho vissuta in prima persona, ma da fuori secondo me sembravamo due idioti.

Un pomeriggio vennero una mia amica e un suo collega a trovarmi per un tè. Chiacchierando, mi accorsi ad un certo punto che entrambe le mie mani stavano diventando blu. Sembrava il tipico colore di quando non passa più sangue nelle vene. Cercai di stare calma inutilmente, e lo feci subito notare alla mia amica: "Il mio è un problema ARTERO-VENOSO! Cosa mi sta succedendo?". Provai a passare le mani sotto l'acqua calda, ma niente. Era il 2 novembre che oltre ad essere guarda caso il giorno dei morti era anche un giorno di festa per chi lavorava ed io avevo il numero di cellulare del neuroradiologo salvato nel telefono. Tentennai un po' e poi dissi: "Io provo a chiamarlo, magari è grave." Quel santo del professore subito mi disse: "E' molto strano, non credo che sia concatenato alla MAV, tienilo sotto controllo e se peggiora, ci sentiamo."

Un po' più tranquilla, salutai la mia amica e feci una doccia.

Due giorni dopo, uscii con il gruppo delle Fagi a cena. Mentre stavamo mangiando, mi accorsi che una delle due mani era tornata ad essere blu. "Guardate, è come vi raccontavo, è uguale all'altro giorno! Cosa cavolo può essere?"

Arrivando a casa, andai in bagno a lavarmi le mani, presi il sapone e cominciai a sfregare. Con mia immensa sorpresa, cominciò a colare acqua blu nel lavandino. Mi bloccai per cinque secondi. Non poteva essere. Mi guardai i vestiti. I miei jeans nuovi erano blu, di quello stesso blu. Erano i primi jeans che compravo a pochi euro. Pensai che li avevo indossati anche il giorno del tè. Eh già. Quando sento freddo, ho il vizio di scaldarmi le cosce sfregandoci sopra le mani. Appoggiai le mani sulla fronte e scoppiai a ridere. Non ci potevo credere. Avevo allarmato mezza famiglia, amiche e il professore! Che figura di m***!

Mi hanno preso in giro con questa storia delle mani blu per mesi.

Professore, se leggerà mai questo libro, Le chiedo scusa pubblicamente.

11 PRIMA ANGIOGRAFIA

Arrivò il giorno della mia prima angiografia, il famoso esame per analizzare meglio la mia MAV e per decidere poi il da farsi. Non ero preoccupata, dopo due mesi finalmente mi stavo affidando a qualcuno che sapeva cosa avessi. Prima di me, in realtà avevano trattato solo un ragazzino adolescente che dopo un po' di tempo aveva RIPRESO a giocare a calcio. In ogni caso non avevo scelta e speravo di trovare nei medici una via di fuga da quello strano nuovo destino.

Mio padre si offrii di accompagnarmi. Lo apprezzai molto. Pur non esprimendo mai le sue emozioni, avevo capito che era preoccupato. Erano due mesi che io cercavo la calma interiore dentro di me per non impazzire o cadere nella tristezza più profonda. A volte ci riuscivo altre, mi svegliavo la mattina piangendo. Non era chiaramente un momento facile e conoscendo l'ansia di mio padre avevo paura che tutto questo mio *mood zen* potesse venire intaccato, così misi le mani avanti e dissi: "Ok papi, grazie che mi accompagni, ma mi raccomando, io devo stare tranquilla".

Arrivammo in ospedale prestissimo e il neuroradiologo mi accolse addirittura in pronto soccorso. Questo mi fece piacere da una parte perché mi stava dando importanza e si stava davvero prendendo cura del mio caso, dall'altra parte, capii che la situazione doveva essere davvero grave se un professore del suo calibro alle 6:00 del mattino mi era venuto ad accogliere fin all'ingresso.

Una delle prime cose che mi chiese, fu: "Come stai? Ti sono più venute le mani blu?"

Dire che volevo sprofondare era riduttivo. Così, per non prendermi un gancio nei denti di prima mattina, gli risposi solo: "No, non è più successo".

Mi fece fare tutti gli esami di rito e finalmente mi portarono in sala operatoria, dove conobbi il neurochirurgo. Mi sdraiarono sul lettino a fianco ad un maxischermo ultra robotico. Mi anestetizzarono l'inguine e da lì con una sonda arrivarono fino al collo.

Sul led vedevo a raggi X la telecamerina percorrere tutto il corpo: che esperienza!

Anni prima avevo fatto un intervento maxillo-facciale alla

mandibola e il dottore mi disse subito: "Guarda quanta ferraglia che hai in bocca!" Sembravo un robot in effetti.

Dall'inguine ogni tanto mi spruzzavano del liquido di contrasto per vedere nel dettaglio ogni più piccolo capillare che colpiva la malformazione. Era come essere colpita da un'ondata di caldo in faccia.

Eccola lì! La bastarda! Un groviglio di capillari che sembravano i nodi dei miei capelli mossi quando non li pettinavo. Pensa te, è lì da trent'anni, non si è mai fatta sentire e ora mi sta stravolgendo la vita! Non sentii per niente dolore, anzi chiacchierai con i medici tutto il tempo.

Ricordo che chiesi al neurochirurgo se in caso di paralisi, sarei rimasta paralizzata per sempre e mi rispose che poteva essere anche una paralisi reversibile. "Già è qualcosa"

Durò circa un'ora/un'ora e mezza.

Finita l'angiografia, mi misero un tampone enorme sulla ferita e mi riportarono in reparto. Dopo qualche controllo mi lasciarono andare a casa con la raccomandazione di stare a riposo per almeno ventiquattro ore.

12 COME UNA RAGAZZA IN ISRAELE

Nei giorni seguenti, continuai con la mia filosofia, "faccio tutto finché posso".

Decisi di approfittare del fatto che sentivo meno dolore, per andare a ballare, forse per l'ultima volta in vita mia. Pensai che in qualsiasi momento mi sarei potuta sedere. Fui felice di andarci, ho sempre adorato scatenarmi e mi sarebbe dispiaciuto non poterlo fare più. Prima di andare, decidemmo di fare un aperitivo in centro Verona. Piazza Bra era piena di gente come ogni sabato sera che si rispetti. Sedute al tavolo, sorseggiando uno *spritz* ricordo come fosse ieri un discorso che feci a Gerry.

Iniziai raccontandole della storia di Giulia e Luca.

Si sono conosciuti poco prima dell'incidente di lui o comunque un tempo sufficiente che fece capire ad entrambi di essere innamorati l'uno dell'altro. Dopo circa tre settimane dal primo "Ti amo", Luca tornando dal lavoro in moto fu colpito in pieno dall'auto di una ragazza.

Fece un volo di chissà quanti metri più avanti. Lo ricoverarono d'urgenza. Tre giorni di coma. Ricordo la perplessità di Giulia che non sapendo se ritenersi o meno la sua compagna ufficiale, decise di non dare bado alla forma e stette al fianco di Luca in ospedale tutto il tempo.

Al risveglio dal coma come prima cosa chiese a Giulia di andare a vivere da lui. La situazione era critica, ma era vivo. Subì quarantadue operazioni negli anni successivi, un anno intero di ospedale e l'amputazione della gamba sinistra. Giulia non ebbe mai un attimo di esitazione e pur capendo le esigenze di Luca da quel momento e per sempre, non volle mai staccarsi da lui.

Ad oggi sono sposati e sono fondatori dell'associazione *Karma on the road* che ricicla protesi in Italia per donarle a chi non può permettersele, in Africa.

Loro due sono per me da sempre un esempio di amore e coraggio immenso.

Raccontando a Gerry la loro storia, pensai che io, però non avevo trovato l'amore della mia vita prima di sapere della MAV e chi mai sarebbe voluto stare con una che forse un giorno avrebbe potuto finire paralizzata sia con gambe che braccia. Non vedevo nessuna alternativa in quel momento se non essere un peso per tutti quelli che mi stavano intorno. In quel periodo dissi anche a mia mamma in un giorno di freddezza totale dettata dalla paura che se mi fossi svegliata senza poter più muovere gambe e braccia, la mia vita sarebbe finita lì, che non avrebbe avuto più nessun senso e che sarei voluta andare in Svizzera. Non so se realisticamente ne avrei il coraggio. Conoscendomi, troverei miliardi di motivi per continuare a vivere.

Detto ciò era il caso di andare a ballare un po'.

Entrammo nel locale che era molto particolare, sembrava di essere in taverna da un amico, più che in un locale pubblico; facevano musica anni '60. Cominciammo a ballare. Dopo poco però cominciai a sentire male alla spalla. Era lieve. Quella che era più forte, era la paura di farmi del male, così mi sedetti e cominciai a guardare gli altri divertirsi, dal basso della mia sedia. Pensai che quella visuale sarebbe potuta diventare la mia normalità e non potevo stare di certo a guardare gli altri vivere mentre io assistevo a tutto da spettatrice. Decisi che andava accettata questa nuova situazione e pensai a quante persone su sedia a rotelle vedevo ridere o ballare o fare sport o fare cose che nemmeno su due gambe io riuscivo a fare. Cosi mi rasserenai e cominciai a godermi la serata.

Mi ero vestita bene per quella serata. Volevo sentirmi bella e sexy, volevo farmi notare perché, dannazione, poteva essere l'ultima occasione che avevo per sentirmi così. E allora via! Cominciammo a ballare! Mi sentivo bene e mi vedevo bella, esattamente come avrei voluto!

Ad un certo punto, passammo in mezzo alla ressa di persone che si accalcava al banco del bar e passai involontariamente tra una ragazza e la sua amica che scocciata fece un gesto sopra la mia spalla sinistra con la mano come per dire: "Spostati". Proprio la spalla sinistra, quella più colpita dagli effetti della MAV.

Fu una frazione di momento, impercettibile per tutti tranne che per me. Mi girai di scatto e la fulminai con lo sguardo con una rabbia così potente che pensai di poterla uccidere. Mi spaventai. Non avevo mai fatto un pensiero così orribile in vita mia. Respirai e decisi di scappare il più lontano possibile da li. Andammo quindi nell'area esterna.

Nei giorni successivi, ripensai tanto a quella reazione così diversa da mio modo di essere.

Grazie alla mia psicoterapeuta capii che era una reazione abbastanza normale per la situazione che stavo vivendo e mi disse di stare tranquilla.

Parlai con Nabila di questo e anche lei mi confermò che durante la riabilitazione dovuta al trapianto di midollo, le capitò un episodio di rabbia incandescente e come me, si spaventò anche solo per il fatto di realizzare che potenzialmente avrebbe potuto fare del male ad un altro essere umano. E' come non avere il controllo su se stessi.

Le nostre malattie, in effetti, ci stavano facendo perdere l'equilibrio di sempre.

Ci trovammo d'accordo anche su un'altra sensazione. Quando, sia io che lei, raccontavamo quello che ci stava succedendo, era come se parlassimo della storia di un'altra persona, come se fosse la trama di un film, i cui protagonisti non fossimo noi. Quasi avessimo un distacco dalla realtà.

Due settimane dopo l'angiografia, andai con mia mamma e la mia amica Eka all'incontro con il neuroradiologo e il neurochirurgo. Dissi loro che stavo affrontando il tutto con positività e che stavo provando tutto quello che non avrei più potuto fare. Il neurochirurgo disse che gli ricordavo i ragazzi in Israele che vivono anche loro alla giornata perché in ogni momento potrebbe scoppiare una bomba.

Mi raccontarono poi la MIA MAV. Mi dissero che c'erano diversi capillari che buttavano sangue nella malformazione e se non l'avessero fermata al più presto, sarebbe potuta scoppiare entro sei mesi. Mi dissero che avevano sentito perfino il guru delle malformazioni arterovenose in Europa per capire se fosse il caso di farmi un intervento chirurgico o se procedere con un'embolizzazione. Si trattava di un trattamento in cui avrebbero bloccato il flusso del sangue grazie ad una colla speciale. Il professore disse che per il mio caso l'intervento era troppo rischioso così mi proposero la seconda opzione. Aggiunsero che se avessi voluto, avrebbero potuto chiamare il loro professore universitario che operava in un grosso ospedale di Milano. Dissi subito di sì: "Più siete meglio è", aggiunsi.

Mi chiesero di pensare nei giorni seguenti a quando avrei voluto fare l'embolizzazione.

Iniziò così un dialogo di qualche giorno nella mia testa. Subito la Paura prese la parola e disse: "No ragazzi non scherziamo. Siamo al 20 novembre, rimandiamo a gennaio così ci facciamo l'ultimo Natale sulle nostre gambe, un bel Capodanno con gli amici e poi ci pensiamo. Anzi, anzi! Sai che c'è? Rimandiamo a marzo direttamente così a febbraio c'è il nostro compleanno...!" Vedendo che il metodo della Paura sarebbe andato avanti all'infinito, intervenne Coraggio e disse: "Dai, su, tanto è da fare! Facciamolo subito e tagliamo la testa al toro. Prima è, meglio è, speriamo ci sia posto settimana prossima, cosi non ci pensiamo più!" Concluse allora la seduta la Logica e disse: "Va bene signori, procrastinare non serve a nulla, ma neanche il metodo "tutto e subito" di Coraggio va bene. Direi di chiedere il primo appuntamento libero che realisticamente non sarà mai prima di due settimane, sperando non sia durante le vacanze di Natale così se durante la convalescenza dovessimo aver bisogno, potremo sempre chiedere parere ai medici."

Riportai questa decisione ai dottori che mi confermarono quindi la data del 18 dicembre.

Tre settimane dopo.

Per quanto ne sapevo, io potevano essere le ultime settimane in cui sarei riuscita a camminare, o a parlare, o a fare qualsiasi cosa. Se me lo aveste chiesto mesi o anni prima: "Se sapessi di avere solo tre settimane di vita, cosa faresti?" forse vi avrei risposto una vacanza da sogno. Beh io mi trovavo proprio in quel momento lì e invece? Invece decisi che volevo vivere la mia vita il più normale, quotidiano e banale possibile. Volevo l'ultima parvenza di normalità prima di perderla del tutto.

Così scrissi al mio datore di lavoro, lo aggiornai sulla situazione e gli chiesi nuovamente se, seduta su uno sgabello, fossi potuta rientrare al lavoro. Era quasi dicembre, iniziavano il periodo prima di Natale e Capodanno e aveva bisogno di una spinta sulla vendita, così questa volta disse che andava bene.

Tre mesi di stipendio all'80% perché non voleva darmi uno sgabello o pagarmi tre giorni di malattia, ora che faceva comodo a loro, mi permetteva di rientrare. Ma ok, questa è un'altra storia. Quello che era importante era che dal 2 dicembre sarei tornata alla mia normalità anche se per pochi giorni, dopo tanto ed ero felicissima!

13 CRISTIANO

Il 28 novembre ero sul divano a sistemare il nuovo canale *Youtube*, quando per caso aprii i messaggi di *Facebook*. Se utilizzate l'*app,* sapete che chi non è vostro amico, se vi invia un messaggio privatamente non arriva una notifica a caratteri cubitali ma rimangono abbastanza nascosti. Fu per questo motivo che il messaggio che mi inviò Cristiano lo lessi tre giorni dopo.

Sì, esatto. Proprio Cristiano, quello che ci provava con Sofia vi ricordate? Si presentò con "Ciao Pamela, sono Cristiano. Il fantasma, ricordi?". Fui felicemente sorpresa. Subito pensai a Sofia e mi dissi "Ah! Lei non usa i *social,* si vede che non l'ha trovata nella ricerca e vuole chiedere a me il suo numero". Così senza illusioni, gli chiesi prima di tutto come mai avesse un profilo con una sola amicizia (è pieno di profili falsi in giro pensai, non mi faccio mica ingannare così io eh!). Mi rispose che non usava i *social network* e che nessun suo amico sapeva di questo suo profilo, che l'aveva utilizzato solo per trovarmi perché alla festa di Halloween mi aveva cercata invano per tutto il locale.

" IO?" pensai. Lui stava cercando me e per tutto il locale, oltretutto. E non è il solito sfigato che non viene calcolato da nessuna e che mi cerca solo per averlo salutato mezza volta; lui è carino ed interessante!

Ok, non ti montare la testa. Indaghiamo meglio.

Mi chiese se stavo lavorando e colgo l'occasione per accennargli subito della malattia. C'era quella parte di me, attenta a mettere le cose in chiaro fin da subito, sia mai che perdessi tempo o la testa per qualcuno che a quella notizia sarebbe scappato a gambe levate.

Lui mi rispose che aveva dato un'occhiata veloce ai miei video ma aggiunse che preferiva che gli spiegassi tutto meglio a voce di persona.

Vuole uscire con me? Sul serio?

Ok, ci scambiammo i numeri e gli feci quindi la fatidica domanda: "Sono sincera... sono rimasta sorpresa che mi hai contattato, non mi hai quasi rivolto la parola né alla festa da me, né alla festa di Halloween, sicuro che non volessi contattare la mia amica Sofia?" Scoppiò a ridere e mi rispose "Sì, sicuro. Quando ci vedremo, te la rivolgerò la parola, magari anche troppo".

Mi chiese di vederci il 1 dicembre e accettai.

E aggiunse: "Ci troviamo sotto casa tua? Il vantaggio è che

tanto so già dove abiti!"

Cenammo in modo molto informale in un ristorante giapponese che ci permise di raccontarci le nostre vite. Era semplice parlare con lui. Avevamo un sacco in comune e rimasi affascinata da tutti i suoi viaggi in giro per il mondo. D'estate marinaio al noleggio di barche e d'inverno viaggiatore solitario per Asia e America.

Rispetto alle mie storie precedenti, non sembrava un caso umano e già era un bell'inizio! Ma ovviamente il miracolo più grande di tutti fu che con mia enorme sorpresa la storia della mia malattia e il mio intervento che mi avrebbe potuto causare una paralisi imminente non lo toccò. Ovviamente disse che gli dispiaceva, ma non gli fece cambiare idea su di me. Anzi, disse che ammirava il mio coraggio e la mia positività nell'affrontare quella situazione.

Non ci potevo credere. Non mi sembrava vero.

Quando ci salutammo sotto casa mia, ricordo che mi disse: "Sappi che, come non sono un tipo da *social*, così non sono un tipo da messaggi. Sono un po' un dinosauro. Non ti offendere se non ti risponderò subito". Sinceramente non so nemmeno perché me lo disse perché non ci fu mai un messaggio non risposto, né subito, né mai.

Due giorni dopo, mentre ero in pausa per cena al lavoro, mi chiese fino a che ora lavorassi e cosa avevo intenzione di fare dopo il lavoro, e aggiunse che lui avrebbe guardato la TV. Gli risposi che finivo alle 22:20 e che avrei bevuto una tisana sul divano davanti ad un film probabilmente e azzardai un "se hai un film interessante, potremmo guardarlo insieme". La sua risposta secca e decisa che rimase negli annali fu "Guarda, mi hai convinto!". Ci avevo messo poco.

Lì, capii che era interessato a me veramente, senza se e senza ma.

Quella sera mi baciò per la prima volta sulle note di *Starway to heaven* dei Led Zeppelin che diventò la nostra canzone.

Nei giorni successivi nominammo solamente due canzoni: quella del bacio appunto e *Criminal* di Ozuna e Natti Natascha, una canzone *reggaeton* che gli cantavo solo perché veniva ripetuto "Cri – Cri", che ricordava il suo nome. Sono scema? Sì, molto. Questo solo per dire che come potrete capire non fu difficile scegliere la NOSTRA canzone.

Da quel giorno iniziammo a vederci praticamente tutti i giorni ma io non riuscivo a togliermi dalla testa che forse non aveva ben chiaro che quel 30% di rischio paralisi durante l'embolizzazione era reale e sempre più vicino.

Gliene parlai qualche giorno dopo, gli dissi che avevo paura, che lo stavo coinvolgendo e gli dissi di sentirsi libero di comportarsi come meglio credesse. Non volevo incatenarlo in alcun modo. Ci vedevamo da soli dieci giorni, ma lui mi rispose: "Io ho capito benissimo, ma ormai non riesco a rinunciare a te comunque".

Nel frattempo avevo ricominciato a lavorare. Il primo giorno, il mio capo e il mio responsabile, mi presero subito da parte in riunione per sapere con quale spirito pensavo di ricominciare e senza lasciarmi parlare aggiunsero che non volevano che ricominciassi "facendo la vittima" con i miei colleghi. Gli chiesi cosa gli facesse pensare questo e che non ne avevo assolutamente intenzione. Aggiunsero che si erano confrontati con il commercialista perché "se le cose vanno male e finisci in sedia a rotelle, dobbiamo vedere come fare, perché siamo buoni, altrimenti potremmo anche licenziarti".

Ah.

Mi feci scivolare addosso quelle insinuazioni e cominciai con slancio. Nei giorni successivi tornai "a bomba" a vendere. Mi mancava tanto provare soddisfazione per una bella vendita e vedere soddisfatti i clienti.

In quei giorni Verona era piena di luci meravigliose ed io e Cristiano andammo a fare un giro per i mercatini di Natale nel centro della città.

Arrivammo ad una bancarella di accessori etnici e notai un gong bellissimo. Cristiano cominciò a parlare con il venditore che scoprii essere un suo amico. Chiesi il prezzo per curiosità e ovviamente era l'oggetto più caro di tutta la merce. E te pareva. Poi salutammo e tornammo a casa.

Nei giorni successivi, iniziammo a fare progetti futuri. Era strano farli in quella situazione cosi traballante ma mi convinsi di far finta che fosse tutto normale. Ci sarebbe piaciuto andare in Turchia a febbraio. Mi sembrava un sogno così lontano. A luglio avevo prenotato le mie vacanze da sola in Marocco per novembre che avevo poi dovuto cancellare appena capii che non ci sarei potuta andare, e ora mi ritrovavo a pianificare con un ragazzo un viaggio in Turchia se non fossi rimasta paralizzata. Che imprevedibile cosa che è la vita!

Un giorno chiacchierando scoprimmo anche un fatto molto curioso. Mi disse che ad ottobre era andato a sentire un suo amico suonare in un locale. Mi disse il tipo di musica, il nome del locale ed io pensai che anch'io ad ottobre ci ero stata. Pensai a quella serata e mi venne in mente il parka verde e sbottai " Non ci credo, ma eri tu?". Ve lo ricordate, quel ragazzo carino, notato nel locale che sembrava più piccolo di me? Era proprio lui. Sembrava veramente che il destino volesse farci conoscere a tutti i costi. O forse sono io che sono troppo romantica. Quella serata era solo tre giorni prima della festa a casa mia, ma né io, né lui o Sofia ci riconoscemmo.

Il 14 dicembre organizzai a casa mia la Festa della Positività. Era un mio modo per non pensare che il 17 mi avrebbero ricoverato e circondarmi di amici. Tanti mi portarono dei regali e feci un libretto dei "Pensieri positivi". Portai tutte queste cose con me in ospedale. Il mio comodino in reparto sembrava un altare e mi diede una forza impressionante.

Tra i vari cimeli, dissi a Cristiano che volevo una maglietta. Andammo a comprarla. La volevo tutta bianca per poterci scrivere sopra ma il destino volle che ne trovassi solo una con uno *smile* giallo nella parte davanti e la scritta "*Keep smiling* (continua a sorridere)" stampata sulla schiena. Scrissi col pennarello verde speranza, grande "MAV" e subito sotto "...AFFANC***". Volevo che mi stesse aderente sul corpo quasi come un tatuaggio. Era la mia corazza. Ero pronta.

14 EMBOLIZZAZIONE

Il 17 dicembre andai in ospedale con i miei genitori e mio fratello Michele. Mi ricoverarono nel reparto di oculistica (?) perché la neurochirurgia era piena. Arrivata in reparto, l'infermiera disse alla sua collega che mi stava accompagnando: "Ah ok, lei è quella della neuro!". Manco fossimo in "Qualcuno volò sul nido del cuculo". Mi venne da ridere. Feci tutto il giorno i vari esami di rito e poi aspettammo. Diedi a mia mamma un foglietto con i numeri di telefono delle persone che volevo che avvisasse non appena fossi uscita dalla sala operatoria, tra cui Cristiano. Si conobbero così.

Mentre io cercavo la forza dentro di me, la positività, la serenità, i miei a fianco al mio letto iniziarono a parlare delle varie catastrofi, e delle varie ipotesi che ne potevano venire fuori da questa situazione. M'innervosii a tal punto che tutta la paura, che cercavo di tenere a bada fino a quel momento, emerse come un ruggito. Decisero di lasciarmi tranquilla, mia mamma mi diede un bacio e mi disse che ci saremmo viste l'indomani mattina.

Appena uscirono dalla stanza, scoppiai a piangere. Avrei voluto che rimanessero al mio fianco, ma senza farmi preoccupare. La vita non è un film in cui bisogna per forza creare *suspance* o preoccupazione perché altrimenti non si dà abbastanza importanza al momento. Anzi! Bisogna stemperare la tensione con delle risate! Avrei voluto i miei amici clown dottori a farmi ridere! Lì, capii davvero l'importanza della clownterapia negli ospedali.

Chiamai allora Cristiano e chiacchierai con lui fino al momento prima di addormentarmi. Alle 6:00 del mattino i miei erano già lì. Come quando facevo gli spettacoli in teatro, ero all'attimo prima di salire sul palcoscenico e la tensione era alle stelle.

"Ci siamo". Mi prepararono e mi portarono in sala operatoria. Io, fiera, indossavo la mia maglietta. La videro il neuroradiologo e il neurochirurgo e la mostrarono agli assistenti e scoppiarono a ridere. Il mio sorriso era tirato come una corda di violino. Entrò mia mamma per un saluto (l'ultimo? Chissà!) L'abbracciai come se fosse l'ultimo utilizzo che potessi fare con le braccia, mi disse che mi voleva bene e scoppiai a piangere.

Alla prima lacrima, dentro di me, urlò il Coraggio e mi disse: "Eh no! Non adesso! E' ora che devi tirare fuori le palle! Dai, ca*** che ce la fai! Sei forte!". Respirai profondamente mentre la dose di anestetico cominciava a fare effetto, cacciai indietro le lacrime e pensai che anche il mio corpo dovesse essere positivo e che avrebbe collaborato così con i chirurghi.

Mi sdraiai. Poco prima di chiudere gli occhi, mi dissero: "Ecco Pamela, lui è il dottore che abbiamo chiamato da Milano." Vidi una figura di uomo sfuocata ai piedi del lettino e sprofondai nel sonno profondo dell'anestesia.

Erano circa le 9:30 di mattina quando mi addormentai. Mi risvegliai verso mezzogiorno, la luce della sala era accecante, ero stordita. Sentii la voce di mia mamma a fianco a me che mi chiamava. Riuscii solo a dirle "non vedo niente, non riesco a tenere gli occhi aperti" e sprofondai di nuovo in un sonno profondo.

Erano circa le 16:00 quando ripresi davvero coscienza nel reparto di terapia sub-intensiva. Vidi il neurochirurgo a fianco a me, mi chiese come stessi e mi fecero subito i controlli per la sensibilità. Era andato tutto alla grande!

Mi spiegò che erano riusciti con questa speciale colla a bloccare il flusso del sangue nella MAV, a chiudere l'aneurisma senza tappare la vena principale del midollo. Mi disse che mi rimaneva solo un 10% di quella maledetta e che per almeno venti - trent'anni potevo stare tranquilla. Aveva funzionato. I medici dissero a mia mamma che anche grazie

alla maglietta si era creato un clima disteso in sala operatoria
che ha permesso loro di operare al meglio e ottenere questo
fantastico risultato.

Non ci potevo credere! La fortuna aveva girato dalla mia
parte! Mi sembrava un miracolo!

Presi il cellulare e chiamai Cristiano. Mia mamma gli aveva
già mandato un messaggio ore prima. Appena rispose, gli
dissi: "Ehi ciao, andiamo in Turchia!"

Il giorno dopo la mia amica Giulia e Cristiano mi vennero a
trovare in ospedale. Giulia si presentò con il *survival kit*:
cruciverba e ghiottonerie varie che fanno bene alla mente!
Mentre Cristiano, udite udite, si presentò in ospedale con il
gong! Non potevo crederci! Mi disse che aveva aspettato
l'esito seduto dentro ad un *fast food* perché era troppo in ansia
per tornare a casa.

Come si fa a non amarli?

15 RABBIA

Seguì un periodo di riposo in cui avrei sentito dolore dovuto all'infiammazione causata dalla colla che avevano iniettato. Secondo i medici era un periodo che poteva durare tra le due settimane e i due mesi. Era un dolore che non mi limitava nei movimenti quotidiani, per fortuna. Passai quindi la settimana di Natale a casa dei miei genitori a Lissone. Cristiano venne a prendere me e il gatto per riportarci a Peschiera poco dopo Santo Stefano.

Quello stesso giorno ricevetti un messaggio dal mio capo che mi chiedeva se me la sentissi di rientrare prima di Capodanno anticipando la fine del mio periodo di malattia perché aveva bisogno una spinta alla vendita. Gli risposi che seppur modesto sentivo ancora dolore e che non ero sicura che fosse una bella idea e che se davvero necessario ci avrei potuto provare senza molte promesse.

Mi rispose secco "Senti, il messaggio l'hai ricevuto, vedi tu".

Mi sentii in colpa e decisi di provare. Il 29 dicembre rientrai al lavoro. Lavorai per tre ore e vendetti anche parecchio. Mentre si parlava del più e del meno con il mio titolare, gli chiesi se per favore poteva confermarmi i dieci giorni di ferie a febbraio perché avevo finito tutti i soldi e avrei voluto prenotare un preciso volo aereo che altrimenti sarebbe aumentato di prezzo. Le ferie in zone turistiche purtroppo vanno esaurite per forza in bassa stagione, quindi tra novembre e marzo e mi disse che avrebbe valutato il da farsi.

Dopo quattro ore di lavoro, iniziai a sentire male al braccio e camminavo piegata in avanti, cosi chiesi di poter andare a casa in anticipo. La sera ricominciai ad avere un dolore lancinante e capii che era stato un azzardo.

La mattina seguente ricevetti una chiamata dal mio capo. Leggendo il nome sul display, pensai che stesse chiamando per sapere come stessi o per ringraziarmi per averci provato. Appena risposi, lo sentii urlare: "Pamela, Pamela, mi hai chiesto delle ferie! Ma tu lo sai chi te la paga la malattia, eh? Ma tu lo sai che noi potevamo anche licenziarti e invece io e mio papà siamo stati gentili con te? E i tuoi colleghi pensi che siano felici di lavorare al posto tuo, eh? Guarda che io domani ti mando i controlli per malattia, a mezzanotte te li mando! Così vediamo se vai a festeggiare Capodanno"

Ero incredula. Provai a fargli notare che gli avevo appena fatto un favore, che la malattia la paga l'INPS e che non si può licenziare qualcuno solo perché fa tre mesi di malattia (di cui due quasi obbligati dal datore di lavoro!) e che non poteva farmi sentire in colpa verso i miei colleghi: era compito suo trovare una persona per rimpiazzare un dipendente a casa in malattia. Era un'ingiustizia, non poteva trattarmi cosi. La mia testa iniziò ad andare in *loop* e cominciai per mesi a sentire quelle parole nella mia testa. Non me lo spiegavo. Quella sera, il nervoso era così forte che passai la notte a vomitare. Era un incubo.

La notte di Capodanno, ero talmente felice di lasciarmi alle spalle quel 2019 che scoppiai in lacrime appena realizzai che era cominciato il 2020.

Decisi in quel momento che non avrei mai più permesso ad un anno di essere così osceno.

E' incredibile come le persone misurino la gravità di una malattia in base a quante lacrime una persona versi. Sono loro a doverti dire: dai, reagisci! Non ti buttare giù! Non piangere!

Altrimenti non vale. Che fai? Consolazione self-service? Eh no! Bisogna che loro si sentano utili nella vita!

E quindi se hai già il coraggio di affrontare la situazione di tua spontanea volontà, se ce la metti tutta per sorridere, se tiri fuori fin da subito la forza di andare avanti senza mai cercare la pietà dall'esterno, beh, per gli altri tu non stai male e ti etichettano perfino come bugiardo.

Questo è successo e succede a me che ho una malattia "non visibile", ma vi assicuro che la gente è così stupida che è riuscita a dirlo anche a persone che conosco che hanno difficoltà visibili.

Beh, io mi sono data una sola e semplice risposta: è tutta invidia.

Detto ciò, con Cristiano le cose andavano sempre meglio, ed era un bellissimo modo per iniziare bene l'anno nuovo. Il 16 Cristiano partì per il suo viaggio programmato in Birmania e Tailandia e mentre io il 7 gennaio rientrai al lavoro.

Senza nemmeno chiedermi come mi sentissi, mi dissero che il ruolo di responsabile, che per via di esperienza e anzianità sarebbe toccato a me, l'avevano assegnato ad una mia collega con la frase "Sai, abbiamo pensato di tenerti tranquilla". Un collega ebbe la sensibilità, parlando di una persona nostra conoscente che aveva avuto un tumore, di dire "Eh lei si che aveva una cosa grave". Certo, solo perché quella è una malattia che conosci, allora è grave. A trent'anni rischiare di rimanere allettata per sempre muovendo solo la testa è esattamente quello che definirei come una situazione piacevole.

Oltretutto ciò, mi confermarono le ferie di fine febbraio solo al 30 gennaio. Ora capite il significato del titolo del libro mi auguro.

Dopo tutte le cattiverie che mi stavano facendo passare avrei tanto voluto licenziarmi, ma in quel momento non ne avevo le forze.

Ovviamente il volo per la Turchia era arrivato a prezzi stellari e ripiegammo su un viaggio in Israele.

A febbraio stavo decisamente bene e il 21, il giorno del mio compleanno ci trovammo a cena a Elat, nel sud di Israele e dall'Italia cominciammo a ricevere notizie dei primi casi di Coronavirus arrivato dalla Cina, anche nelle nostre zone. Il tempo che arrivammo a Tel Aviv, in Israele noi italiani eravamo già visti come gli appestati. Riuscimmo a rientrare in Italia, giusto in tempo prima che cominciasse il *lockdown* nazionale.

Ripensai alla mia embolizzazione e a quando decisi di non rinviarla a gennaio. Chissà. Forse se avessi procrastinato, a causa della pandemia, mi avrebbero ricoverato molto più tardi e non avrei ottenuto lo stesso esito. Altra lezione importata imparata: mai rinviare a domani!

Cristiano riuscì a passare la quarantena a casa mia e fu da quel momento così particolare che iniziò la nostra convivenza che dura ancora oggi.

Durante il *lockdown* rimasi a casa in cassa integrazione per più di metà dell'anno e cominciai in piena pandemia a cercare un altro lavoro. Ci misi un sacco ma riuscii ad andarmene per gennaio 2021. Fu come liberarsi da una gabbia.

16 NUOVO ANNO, NUOVA VITA

La MAV mi aveva dato un'altra sottile lezione di vita: non perdere tempo con persone nocive, con chi non ne vale la pena. Cominciai piano piano a lasciare andare amicizie superficiali e persone non trasparenti per dedicare il tempo libero a chi se lo meritava davvero. Era come se tutto dovesse diventare più autentico. Come se il tempo extra che mi era stato regalato valesse milioni di dollari e volevo spartirlo passandolo con i miei affetti più cari.

Cominciai gradualmente poi a capire quali fossero i miei diritti e riuscii quindi ad ottenere l'esenzione RNG142 come portatrice di MAV. Non fu semplice e dovetti contattare centri per malattie rare, ospedali, ambulatori, medico di base ma fu Roberta sul gruppo insieme contro le MAV che mi aiutò a capire che io DOVEVO pretendere che mi fosse assegnato quel codice. Qualche giorno prima, infatti, presi appuntamento nell'ospedale abilitato più vicino a casa per ottenere questo diritto e mi fu risposto che a me non spettava nessuna esenzione. Non era vero!

Mi raccomando: cercate quali sono gli obblighi che lo Stato italiano ha nei confronti di chi soffre di una particolare malattia. E' difficile che qualcuno ti dia un vademecum per come comportarsi, appena te la diagnosticano, purtroppo. Chiedete, fate ricerche e trovate gruppi di riferimento che vi supportino, è molto importante!

Fu proprio Roberta che mi disse che per far sì che queste cose non succedano più, avremmo avuto bisogno di fondare una nostra associazione. E fu così che quando mi venne l'idea di scrivere questo libro, decisi che una parte del ricavato l'avrei destinato alla creazione dell'associazione. Vorremmo fare in modo che più medici possibili conoscano la realtà di noi "mavillini" e allo stesso tempo creare un gruppo italiano per far sì che chiunque abbia una MAV possa avere un punto di appoggio non appena scopre questa malattia e non sentirsi quindi solo come è successo a tanti di noi.

Un altro percorso importante che intrapresi dopo

l'embolizzazione fu un corso di bioenergetica, disciplina che unisce la psicologia a esercizi fisici. La sua pratica aiuta le persone ad ascoltare e di conseguenza a prendersi cura del proprio corpo, e di rimando della propria mente e delle proprie emozioni.

Ricordo che la prima lezione piansi, tanto, scoppiai in un fiume di lacrime. Sembrava davvero che avessero aperto i rubinetti. Era la prima volta dall'aneurisma che mi confrontavo con il mio corpo in relazione ad altre persone in una piccola stanza e ricordo che il pianto fu a metà tra uno sfogo e nuove sensazioni che stavano maturando in me.

17 IL RINCULO

Mi ero illusa fino al primo anno dall'embolizzazione di aver superato questa nuova condizione fisica in modo egregio, da persona molto coraggiosa, e non mi ero resa conto che la MAV aveva lasciato invece degli strascichi. Realizzai circa due anni dopo che mi aveva acuito alcune paure. Me ne resi conto in modo molto graduale. Prima reazioni di timore ad attraversare la strada, piccole ansie, la perdita d'interesse verso sport e attività adrenaliniche fino ad arrivare a essere molto attenta ad ogni più piccolo pericolo: ero sempre in allerta ad ogni rumore, ad ogni angolo. La MAV era, in effetti, arrivata all'improvviso, ma era come se avessi il terrore che in qualsiasi momento, qualche altro fenomeno catastrofico potesse arrivare. Iniziò ad essere piuttosto invalidante: mi resi conto che non riuscivo a godermi un momento sereno e felice come un giro in macchina per le montagne o una gita in barca.

Ne parlai alla mia psicoterapeuta, che decise che era arrivato il momento di trattare la MAV come un vero e proprio trauma. Disse che aveva aspettato perché sembrava l'avessi superata solo grazie alle mie risorse, ma evidentemente non bastava. Iniziammo così un percorso che si chiama EMDR.

Tramite una semplice stimolazione (mi picchiettava le dita sulle ginocchia), riuscii a rivivere ogni istante del "periodo MAV" ringraziando ogni momento che fino ad allora consideravo un ricordo penoso. In un esercizio, riuscii a vedere il neuroradiologo che mi salutava dopo avermi detto che rischiavo la paralisi. Io gli sorridevo, lo ringraziavo e me ne andavo dall'ospedale felice pensando che non mi servisse più. Presi il treno e invece di essere triste, nel mio immaginario non vedevo l'ora di tornare a casa da Cristiano per ringraziarlo di far parte della mia vita e pensai che liberandomi della negatività, ne avrebbero gioito sia la mia famiglia che i miei futuri figli.

Fino a quel momento avevo vissuto due anni con la paura che un domani la MAV si sarebbe potuta rompere ed io avrei rovinato la vita alle persone che mi vogliono bene.

Mi ritengo oggi molto fortunata perché le uniche manifestazioni che ho ancora sono solo qualche scossa elettrica e qualche piccolo spasmo qua e là nel corpo soprattutto nei giorni in cui sono più stanca.

Questo cambio di passo avvenuto grazie all'EMDR, mi ha liberato l'anima da un peso e sono tornata ad essere la Pamela pre-MAV, piena di gioia e di creatività.

Oggi ho mille speranze e progetti per il futuro.

Ho linfa vitale. Ho comprato una nuova casa adatta alla famiglia che spero di creare con Cristiano l'anno prossimo*; mi hanno offerto un lavoro aggiuntivo rispetto al mio, sono riuscita a scrivere questo libro, rivivendo ogni momento di questa esperienza della mia vita senza soccombere e ho scritto un'altra serie di progetti per i prossimi anni che mi spingono verso il bene e verso la bellezza.

Il mio augurio è che questo libro possa dare uno spunto, uno slancio a qualcuno che sta passando qualcosa di simile o la mia stessa esperienza.

Io ho imparato che anche nel momento peggiore della propria vita in cui di luce non se ne vede neanche un raggio, bisogna solo resistere, stringere i denti e credere fortemente che un cambio di rotta alla fine arrivi. Sempre.

Come cantava Elisa "un segreto è fare tutto come se vedessi solo il sole".

*Aggiornamento 2024: il piccolo Sebastiano è nato l'8 novembre 2023 ed è la gioia di mamma e papà

Natura

Caos calmo.

Sovrana del mondo,

fragile,

paziente e pacificatrice

di animi confusi, affogati nel traffico.

Un'oasi di benessere per le passioni,

razionale e imprevedibile.

Silenzioso scudo di verità,

imperfettamente perfetto,

che mai opprimi e tutto inglobi.

Pamela Erba – Monza, 2006

18 COLLEGAMENTI ESTERNI

— Hai una malformazione arterovenosa in qualche parte del corpo? Diventa socio dell'Associazione Italiana MAV odv collegandoti al sito www.associazioneitalianamav.org e segui le nostre iniziative

— Segui l'Associazione sulla pagina *Facebook* ufficiale: Associazione Italiana MAV odv e iscriviti al gruppo su *Facebook* INSIEME CONTRO LE MAV ed entra a far parte della nostra grande famiglia

— Iscriviti e clicca sulla campanellina del canale *Youtube* MAV Malformazione arterovenosa per rimanere aggiornati sulle nostre attività

Ricorda bene: non siamo medici, né psicoterapeuti ma sappiamo cosa stai passando.

Per tutto il resto, ti consigliamo di seguire le indicazioni dei dottori.

BIOGRAFIA

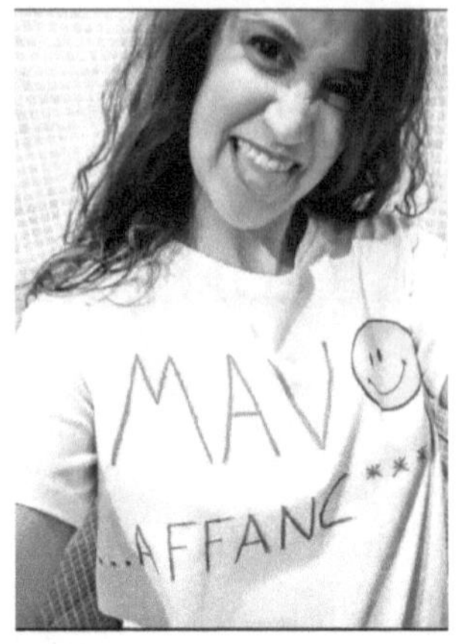

Pamela Erba nasce a Monza il 21/02/1989 e studia al liceo linguistico europeo Collegio Bianconi.
Inizia a lavorare nel mondo dell'organizzazione eventi a Milano, ma presto si trasferisce a vivere da sola sul lago di Garda all'età di ventuno anni.
Qui, inizia a lavorare a contatto con turisti da tutto il mondo.
Fu proprio questa situazione che la spinse a voler imparare le lingue olandese e spagnolo, da aggiungere a inglese, tedesco e francese, studiate a scuola.
Nel 2017 si trasferisce per nove mesi in Belgio per migliorare la lingua olandese.
A fine agosto 2019 ormai tornata in Italia, a seguito di un aneurisma, scopre di soffrire di una malattia rara dalla nascita denominata MAV (malformazione arterovenosa intramidollare) della quale ha deciso di parlare in questo libro con lo scopo di condividere la propria esperienza con chiunque si trovi ad affrontare un'esperienza traumatica simile e per destinare una parte del ricavato dalla vendita alla fondazione della prima associazione per pazienti affetti da MAV e i loro famigliari.

Che cosa sono le malformazioni artero-venose (MAV, o AVM in inglese)?

Sono patologie complesse che consistono in anomalie vascolari in cui le arterie confluiscono in una o più vene di scarico senza passaggio attraverso i capillari. Il flusso rimane pertanto molto elevato e i vasi, sottoposti in questo modo a una pressione superiore alla norma, si deformano e si sfiancano diventando così più esposti a rottura o trombosi, con conseguente emorragia.
Una MAV che ha già sanguinato comporta un rischio maggiore di un ulteriore episodio emorragico.
Si tratta quindi di un groviglio disordinato di vasi sanguigni che collegano arterie e vene, interrompendo così un efficace flusso sanguigno ed i relativi scambi di ossigeno-anidride carbonica.

Possono localizzarsi in ogni parte del corpo, anche se tipicamente riguardano testa, collo, viso, tronco o arti superiori e inferiori.

Il quadro clinico delle MAV può prevedere, soprattutto in caso di emorragia o ischemia cerebrali diversi problemi che dipendono dalla sede della MAV stessa.

E' bene ricordare che ogni MAV è un caso a sé stante ed anche una piccola differenza può comportare disturbi e risoluzioni differenti.